Ernährungsforschung

Wissenschaft und Praxis

Aus dem Inhalt:

Akademie-Verlag · Berlin

ISSN 0071-1179
Ernährungsforschung, Berlin 33 (1988) 2, 25–56

Band 33 · 1988 · Heft 2

Die Zeitschrift veröffentlicht Originalarbeiten, zusammenfassende Fortschrittsberichte und andere Übersichten sowie Kurzmitteilungen zu Fragen der gesunden Ernährung, aktuellen Problemen der Ernährungswissenschaft, Ernährungspraxis, Diätetik, Gemeinschaftsverpflegung, Ernährungslehre und -erziehung, Tendenzen des Lebensmittelverbrauchs und Lebensmittelsortiments.

The journal publishes original contributions, reviews, and summarizing progress reports, short communications on adequate nutrition, topical issues relating to nutritional science, food practice, dietetics, and mass catering, nutritional theory and education, trends in food consumption and in commercially available food items.

Sie wendet sich an Ernährungswissenschaftler, Ärzte, Diätassistenten, Kochinstrukteure, Lehrer, Mitarbeiter im Hygienedienst, in der Lebensmittelindustrie und in Einrichtungen der Gemeinschaftsverpflegung und des Lebensmittelhandels sowie an ernährungsbewußte Bürger.

Hinweise für Autoren:

Angenommen werden Manuskripte in deutscher Sprache, die noch nicht veröffentlicht oder anderen Zeitschriften zur Veröffentlichung angeboten worden sind. Die Manuskripte (Original und eine Kopie) sind der Redaktion in Maschinenschrift, einseitig, zweizeilig geschrieben (30 Zeilen je Seite mit 60 Anschlägen pro Zeile) einzureichen.
Der Kopf der Arbeit muß folgende Angaben enthalten:
Autorenname(n), Titel des Beitrages und Institution(en), aus der (denen) er stammt.
Der Umfang von Originalarbeiten soll 10 Manuskriptseiten möglichst nicht überschreiten. Anzufügen sind Zusammenfassungen (10 bis 15 Zeilen) in deutscher und englischer Sprache, jeweils auf gesondertem Blatt. Die Nummern der zur Diskussion der Ergebnisse unbedingt notwendigen Literaturhinweise sind im Text und am Ende gekennzeichnet in eckige Klammern zu setzen. Zitierte Namen sind mit Normalbuchstaben zu schreiben. Es werden nur reproduktionsfähige Abbildungen angenommen, die auf der Rückseite mit lfd. Nummer und Namen des Autors gekennzeichnet sind. Die Legenden zu den Abbildungen und Tabellen sind gesondert zu schreiben. Zwischentitel und Empfehlungen für die Praxis sind erwünscht. Die Redaktion behält sich die Überarbeitung angenommener Manuskripte vor. Die Beiträge werden honoriert. Der Erstautor erhält kostenlos 25 Sonderdrucke des Beitrages als Fortdrucke.

Manuskripte sind zu senden an:

Redaktion „Ernährungsforschung"
Arthur-Scheunert-Allee 114/116
DDR-1505 Bergholz-Rehbrücke
Tel.: Bergholz-Rehbrücke 8203

Bezugsmöglichkeiten:

Bestellungen sind zu richten

- in der DDR an den Postzeitungsvertrieb unter Angabe der Kundennummer des Bestellenden oder an den AKADEMIE-VERLAG BERLIN, Leipziger Str. 3/4, DDR-1086 Berlin;
- im sozialistischen Ausland an eine Buchhandlung für fremdsprachige Literatur oder an den zuständigen Postzeitungsvertrieb;
- in der BRD oder Berlin (West) an eine Buchhandlung oder an die Auslieferungsstelle KUNST UND WISSEN, Erich Bieber OHG, Wilhelmstr. 4 – 6, D-7000 Stuttgart 1;
- in den übrigen westeuropäischen Ländern an eine Buchhandlung oder an die Auslieferungsstelle KUNST UND WISSEN, Erich Bieber GmbH, General Wille-Str. 4, CH-8002 Zürich;
- im übrigen Ausland an den Internationalen Buch- und Zeitschriftenhandel, den Buchexport, Volkseigener Außenhandelsbetrieb der Deutschen Demokratischen Republik, Postfach 160, DDR-7010 Leipzig, oder an den AKADEMIE-VERLAG BERLIN, Leipziger Str. 3/4, DDR-1086 Berlin.

Verlag:
Akademie-Verlag Berlin, Leipziger Str. 3/4, DDR-1086, Berlin
Tel.: 2236221 oder 2236229
Telex: 114420

Bank: Staatsbank der DDR, Berlin Konto-Nr. 6836-26-20712

Veröffentlicht unter der Lizenznummer 1656 des Presseamtes beim Vorsitzenden des Ministerrates der Deutschen Demokratischen Republik.

Gesamtherstellung:
VEB Druckerei „Thomas Müntzer" DDR-5820 Bad Langensalza

Erscheinungsweise:
Die Zeitschrift „Ernährungsforschung" erscheint jährlich in einem Band mit 6 Heften. Bezugspreis je Band 72,– DM zuzüglich Versandspesen; Preis je Heft 12,– DM. Der gültige Jahresbezugspreis für die DDR ist der Postzeitungsliste zu entnehmen.

Bestellnummer dieses Heftes: 1091/33/2

AN (EDV) 7821

00500

L. Aust

Der Energieumsatz des Menschen, Teil 2

Der Energieumsatz nach der Nahrungsaufnahme

Die Definition des Grundumsatzes verkörpert ein Minimum. Jede Veränderung bedeutet somit eine Steigerung des Energieumsatzes. Ein wichtiger Stimulus für den Energieumsatz ist die Nahrung. Schon zu Beginn dieses Jahrhunderts wurde erkannt, daß die Nährstoffe, insbesondere das Eiweiß, den Energieumsatz steigern (wärmebildende, früher „spezifisch-dynamische“ Wirkung). Unter den Bedingungen eines langfristigen Energiegleichgewichts repräsentiert dieser Teil des Energieumsatzes den Energieaufwand für Verdauung, Resorption, Umwandlung in körpereigene Stoffe und zwischenzeitliche Speicherung. Auf der Basis experimenteller Befunde und theoretischer Berechnungen werden als nahrungsbedingter Energieumsatz für Glucose 5%, für Fett 2% und für Eiweiß 25% der aufgenommenen Energie angegeben. Durchschnittlich ergeben sich für eine gemischte Kost 10%. Der durch die Nahrung verursachte Energieumsatz ist abhängig von den Stoffwechselwegen, die durchlaufen werden. Wird z. B. Glucose direkt oxydiert, beträgt die Umsatzsteigerung nur 1%, bei Speicherung als Glykogen 5% und bei Einstrom in die Fettsynthese 24%. Die Wärmebildung nach Nahrungsaufnahme wird deshalb auch als „obligatorische nahrungsinduzierte“ Wärmebildung bezeichnet. Bei Zufuhr von Glucose werden, im Gegensatz zu der von Proteinen und Fetten, auch höhere nahrungsbedingte Umsatzsteigerungen gefunden, als aufgrund theoretischer Berechnung zu erwarten sind. Dieser Anteil, als „regulatorische nahrungsinduzierte“ Wärmebildung bezeichnet, wird der Aktivierung des sympathischen Nervensystems und des „braunen Fettgewebes“ zugeschrieben.

Energieumsatz bei körperlicher Aktivität

Jede körperliche Aktivität steigert den Energiebedarf. In Abhängigkeit vom Schweregrad variieren die Steigerungsraten in weiten Grenzen. Tab. 4 gibt den Zusammenhang zwischen der Schwere körperlicher Aktivität und dem Sauerstoffverbrauch, dem Energieumsatz und der Herzfrequenz wieder. Zur Einschätzung des individuellen Energiebedarfs werden die Durchschnittswerte für die einzelnen Aktivitäten als Vielfaches des Grundumsatzes herangezogen. Eine Auswahl bietet Tab. 5. Infolge Rückganges der Arbeitsschwere durch zunehmende Technisierung ist der durchschnittliche Energieumsatz für körperliche Aktivität ständig gesunken. Unter unseren Bedingungen wird in etwa ein Steigerungsfaktor von 1,3 bis 1,5 veranschlagt. Tagesenergieumsätze, die nur das 1,2fache des Grundumsatzes betragen, sind jedoch ebenfalls möglich.

Tab. 4 Klassifikation physischer Aktivität

Klassifikation	Sauerstoffverbrauch (l/min)	Energieumsatz (kJ/min)	Herzfrequenz (Schläge/min)
sehr leicht	<0,5	<10,5	<80
leicht	0,5–1,0	10,5–21,0	80–100
mäßig	1,0–1,5	21,0–31,5	100–120
schwer	1,5–2,0	31,5–42,0	120–140
sehr schwer	2,0–2,5	42,0–52,5	140–160
übermäßig schwer	2,5–3,0	52,5–63,0	160–180
erschöpfend	≧3,0	≧63,0	≧180

Tab. 5 Energieumsatz ausgewählter Aktivitäten (als Vielfaches des Grundumsatzes)

Grundaktivitäten		Berufliche Aktivitäten		Freizeitaktivitäten	
Schlafen	1,0	Büroarbeit, sitzend	1,3	leichte: wie Segeln oder Billardspielen	2,2–4,4
Liegen	1,2	LKW fahren	1,4		
Sitzen, ruhig	1,2	Hausarbeit, Kochen	1,8	mäßige: wie Tanzen, Schwimmen, Tennisspielen	4,4–6,6
Stehen, ruhig	1,4	Laborarbeit	2,0	schwere: wie Fußballspielen, Joggen, Rudern	über 6,6
Laufen,		Tischlerarbeit	3,2		
2,5 km/h	2,3	Tierfütterung in Landwirtschaft	3,6		
5 km/h	3,9				
6 km/h	5,1	Bäume schneiden	4,8		
		Bauarbeit	5,2		
		Bergwerksarbeit, schaufeln	5,7		
		Transportarbeit, Säcke verladen	7,4		

Die kälte- und nahrungsbedingte Wärmebildung

Kältestreß führt zwar zu einem Anstieg der Energieumsatzrate. Die Veränderungen des Mikroklimas, in dem sich eine Person mit entsprechender Bekleidung normalerweise bewegt, sind aber zu gering, um eine bedeutende Veränderung des Energieumsatzes zu bewirken. Allerdings haben in jüngster Zeit Untersuchungen zur kältebedingten Wärmebildung das Verständnis der Regulation der Energieabgabe erheblich erweitert und Gemeinsamkeiten in der nahrungsbedingten Wärmebildung (ausgelöst durch Überernährung) herausgestellt. Auf Kälteeinwirkung reagiert der Organismus mit einem Muskelzittern. Chronische Kälteeinwirkung setzt jedoch Mechanismen der Wärmeregulation in Gang, die in erster Linie eine Aktivierung des „braunen Fettgewebes“ bewirken. Dieses Gewebe, das nach Stimulierung durch das sympathische Nervensystem mit Wärmebildung reagiert, besitzt neben einem hohen Anteil von Fetten eine Vielzahl von sehr eng gepackten Mitochondrien; diese oxydieren unter Umgehung der ATP-Bildung die Substrate, vor allem Fettsäuren, unter Freisetzung der entsprechenden Wärme direkt. Das braune Fettgewebe spielt zwar besonders bei Winterschläfern eine Rolle, existiert aber auch bei anderen Spezies einschließlich des Menschen. Es ist besonders in der Neugeborenenphase für die Regulation des Wärmehaushalts von Bedeutung. Es wird jedoch beim Erwachsenen ebenfalls vermutet. Nach Noradrenalininfusion erfolgt eine Energieumsatzsteigerung zwischen 10 und 20%, und mittels Thermographie lassen sich Bezirke in der Nacken- und Rückengegend lokalisieren, die auf eine gesteigerte Wärmeproduktion hinweisen.

Innerhalb der menschlichen Population ist die Existenz von Individuen sehr wahrscheinlich, die überschüssig aufgenommene Energie durch eine gesteigerte Wärmebildung wieder abgeben können, und zwar möglicherweise über die Aktivierung des braunen Fettgewebes.

Störungen des Energiegleichgewichts

Es wird heute allgemein davon ausgegangen, daß die Kontrolle der Energiezufuhr (Wechselspiel zwischen Hunger und Sättigung) als Hauptfaktor bei der Regulation des Energiegleichgewichts wirkt. Besonders beim Menschen kann das Regulationssystem für die Energieaufnahme durch psychische und soziale Einflüsse indessen überdeckt werden.

Geringes und vorübergehendes Ungleichgewicht zwischen Energieaufnahme und -abgabe bleibt ohne Konsequenzen. Der normale Organismus befindet sich ohnehin in einem ständigen Wechsel zwischen Überschuß und Defizit, der periodischen Energieaufnahme und dem kontinuierlichen Energiebedarf folgend. Auch die hohe Variabilität der Energieaufnahme von Tag zu Tag, die in einer Versuchsserie mit 18 bis 42 % bestimmt wurde, unterstreicht die Fähigkeit des Menschen zu einem langfristigen Energiebilanzausgleich. Selbst ohne regelmäßige Kontrolle des Körpergewichts sind bei Normgewichtigen die langfristigen Schwankungen in aller Regel nicht größer als ±2 kg. Dennoch sind gerade in den hochindustrialisierten Ländern mit praktisch unbegrenzter Verfügbarkeit energiereicher Lebensmittel Übergewicht und Fettsucht (Adipositas) ein ernstes gesundheitspolitisches Problem geworden. Die über dem individuellen Bedarf liegende Energiezufuhr führt zwangsläufig zu einer Körperfettanreicherung. Etwa 28 MJ (durchschnittlicher Energiebedarf von 3 Tagen!) können pro kg Fettgewebe gespeichert werden.

Über die Ursachen des Energieungleichgewichts wird sehr gegensätzlich diskutiert. Welche möglichen Veränderungen in den Komponenten der Energiebilanzgleichung geben eine Erklärung für die Ursachen des Energieungleichgewichts? Es gibt Anhaltspunkte sowohl für Veränderungen in der Regulation der Nahrungsaufnahme als auch im energetischen Wirkungsgrad des Basalstoffwechsels („guter Futterverwerter"). Daneben wird auch das Unvermögen, durch eine nahrungsbedingte Wärmebildung einen Mehrverzehr auszugleichen, diskutiert.

Nach wie vor muß davon ausgegangen werden, daß sich ein großer Teil der Fettsüchtigen in der Phase des Körpergewichtsanstiegs mehr Energie zugeführt hat, als ihrem Bedarf entsprach. Die Regulationsmechanismen der Nahrungsaufnahme haben nicht zum Bilanzausgleich geführt. Erst nach Erreichen einer neuen Regulationshöhe wirken die Kontrollmechanismen wieder.

Ein gesteigerter Wirkungsgrad der Energieverwertung als Ursache der Körpergewichtszunahme ist bei einem Teil der Fettsüchtigen nach dem heutigen Erkenntnisstand sehr wahrscheinlich. Ihr individueller Bedarf zur Aufrechterhaltung des Basalstoffwechsels ist niedriger, als der Norm entspricht. Schon geringe Energieüberschüsse führen zu einem Körpergewichtsanstieg. Die große Schwankungsbreite des Grundumsatzes stützt diese These, obwohl drastische Verminderungen bei Fettsüchtigen nicht festgestellt wurden. Es sind jedoch biochemische Mechanismen beschrieben und auch bei Adipösen als verändert gefunden worden, die als Ursache für einen gesteigerten Wirkungsgrad des Stoffwechsels diskutiert werden können [1].

Nach neueren Forschungsergebnissen ist ferner davon auszugehen, daß sich ein Teil der Fettsüchtigen durch eine geringere Reaktion gegenüber wärmebildenden Umweltfaktoren wie z. B. Nahrung, Kälte und Überernährung von den Normgewichtigen unterscheidet. Zunehmend werden Versuchsergebnisse veröffentlicht, die bei Fettsüchtigen einen geringeren Energieumsatz nach Nahrungsaufnahme (gegenüber Glucose, Eiweiß und auch gemischten Testmahlzeiten) herausstellen. Die geringere Wärmebildung nach Nahrungsaufnahme, eine verminderte Reaktion gegenüber Noradrenalin sowie eine geringere thermographisch nachweisbare nahrungsabhängige Wärmebildung in der Nacken- und Rückenregion werden als Hinweis für eine beeinträchtigte Aktivierung des braunen Fettgewebes bewertet.

Geringere Energiezufuhr, als sie dem Bedarf entspricht, führt zwangsläufig zu einem Abbau der im Körper in Form von Eiweiß, Fett und in geringerem Maße von Kohlenhydraten gespeicherten Energie und damit zum Körpergewichtsverlust; dieser kann durch Reduktionskost, Fastenkuren, Resorptionsstörungen, Appetitmangel, Unterernährung oder Hunger bedingt sein. Das Energieäquivalent des Gewichtsverlustes (die Energie, die je kg verloren wird) und damit das Verhältnis von abgebautem Eiweiß und Fett ist u. a. von folgenden Faktoren abhängig:
1) Menge des gespeicherten Körperfettes, 2) Ausmaß der negativen Energiebilanz, 3) Zusammensetzung der aufgenommenen Nahrung, 4) Ausmaß der körperlichen Aktivität, 5) Flüssigkeitszufuhr, 6) Salzzufuhr, 7) Status der hormonellen und neurogenen Kontrollmechanismen.

Mit zunehmender Reduktionskost oder Fastenperiode nutzen Fettsüchtige überwiegend ihre Fettdepots als Energiequelle. Nur etwa 5 bis 7 % des Energieumsatzes werden durch Eiweißabbau gedeckt. Dabei entspricht ein kg Gewichtsverlust einer Energie von 24—32 MJ. Durch eine entsprechende Eiweißzufuhr, z. B. bei sogenanntem „modifiziertem Fasten", kann ein Eiweißverlust weitgehend vermieden werden.

Unterernährung und Hunger führen bei Normgewichtigen mit zunehmender Dauer zu einem stärkeren Eiweißabbau, da größere Fettreserven nicht vorhanden sind. Der Energieanteil der abgebauten Körpereiweiße ist bei hungernden Normgewichtigen mit etwa 15 bis 18 % bestimmt worden. Das Energieäquivalent pro kg Körpergewichtsverlust beträgt durchschnittlich nur 8—12 MJ. Chronische Unterernährung ist in der Regel auch mit einer Mangelversorgung an Eiweiß und anderen Nährstoffen verbunden. Neben der Verminderung des Grundumsatzes sind u. a. eine geringere Herzfrequenz, die Senkung des Blutdrucks und des Muskeltonus, eine geringere Körpertemperatur, die Beeinträchtigung der körperlichen Leistungsfähigkeit und durch Eiweißabbau hervorgerufene Organschädigungen für diesen Zustand charakteristisch.

Ähnliche physiologische Effekte, wie sie bei der chronischen Unterernährung zu finden sind, begleiten auch die Anorexia nervosa, ein Krankheitsbild, bei dem ein Appetitmangel auf psychische Ursachen zurückzuführen ist. Überwiegend sind davon junge Mädchen betroffen. Nicht selten ist der Wunsch nach übermäßiger Schlankheit Ausgangspunkt für eine derartige Entwicklung. Anorektische Patienten durchlaufen oft Perioden des Hungerns und übermäßiger Nahrungszufuhr, gefolgt von selbstausgelöstem Erbrechen. Dieses Krankheitsbild wird von der Anorexia nervosa zunehmend als Bulimia nervosa (Freß-Kotz-Sucht) abgegrenzt. Die krankhafte Furcht, zu dick zu werden, ist oft von einer Abführmittelabhängigkeit begleitet.

Obwohl der menschliche Organismus über eine große Anpassungsfähigkeit gegenüber Unter- und Überversorgung verfügt, muß die Bedeutung einer dem Bedarf angepaßten Energiezufuhr für die langfristige Gesunderhaltung unterstrichen werden. Soweit die physiologischen Regelungsmechanismen den Energiebilanzausgleich nicht langfristig gewährleisten, ist durch aktive Kontrolle und entsprechende Ernährung bewußt darauf hinzuwirken.

Literaturhinweis

[1] L. Aust: Ernährungsforschung **19** (1974) 99—102

Dr. L. Aust
Zentralinstitut für Ernährung
der AdW der DDR
Arthur-Scheunert-Allee 155
Bergholz-Rehbrücke, 1505

W. Reuter und W. Ulbricht

Einfluß einer stationären Gewichtsreduktion auf Fettzellparameter bei Adipositas

In den letzten Jahren sind Resultate der Ermittlung von Fettzellparametern (Fettzellzahl und -volumen) in die Klassifizierung und Diagnostik der Adipositas einbezogen worden. Darüber hinaus wurde von einigen Autoren gefordert, auch die Kriterien der Adipozytenzellularität für die Beurteilung von Prognose und Effektivität der Fettsuchtstherapie zu bewerten [1, 3, 5]. Uns interessierte in diesem Zusammenhang der Einfluß einer energiereduzierten Mischkost auf Adipozytenzahl und -volumen Adipöser.

Patienten und Methodik

Bei 27 adipösen Patienten (22 Frauen und 5 Männern im durchschnittlichen Alter von 42 ± 8 Jahren) wurden Proben des subkutanen abdominalen Fettgewebes vor und nach stationärer Gewichtsreduktion (18 bis 24 d energiereduzierte Mischkost von 3300 kJ/d, wöchentlich 3 Tee- oder Safttage, durchschnittliche Gewichtsabnahme 0,39 ± 0,13 kg/d) untersucht. Als Vergleich dienten 47 Normalprobanden gleichen Alters. Die Fettgewebsproben wurden bei den normalgewichtigen Patienten während eines chirurgischen Abdominaleingriffes, bei den adipösen Patienten durch eine Mikroschnittechnik paraumbilikal in Lokalanästhesie entnommen. Das so gewonnene Fettgewebe wurde im Warburg-Apparat bei 37 °C mit Kollagenase inkubiert [8]. Nach anschließenden Zentrifugations- und Waschvorgängen wurde die Fettzellsuspension mit dem Teilchenzählgerät TuR 02 ausgemessen. Auswertung und Errechnung des Adipozytenvolumens erfolgten nach Leonhardt [6]. Die Adipozytenzahl wurde aus der Adipozytenmasse und der Gesamtkörperfettmasse durch Hautfaltendickenmessung nach Möhr [7] bestimmt. Eine statistische Bewertung geschah mittels t-Tests.

Ergebnisse und Diskussion

Das mittlere Adipozytenvolumen Adipöser liegt mit 0,615 nl ± 0,227 nl signifikant über dem der Normalgewichtigen, wo es bei Männern 0,295 ± 0,10 nl und bei Frauen 0,275 ± 0,90 nl beträgt. Mit steigendem BROCA-Index nehmen die Adipozytenvolumina zu. Die Korrelation zwischen BROCA-Index und Adipozytenvolumen (Abb. 1) ist mit einem Korrelationskoeffizienten von +0,77 signifikant ($p \leqq 0{,}01$). Sie verringert sich aber ab BROCA-Indexwerten von 1,3. Die Adipozytenvolumina sind nicht sexualdifferent. Dem kritischen Adipozytenvolumen von 1,0 nl, das nicht überschritten wird, nähern sich Patienten mit einer Körperfettmasse von 40,0 kg. Eine weitere Zunahme der Körperfettmasse scheint nur über einen Anstieg der Adipozytenzahl zu realisieren sein.

Die Adipozytenzahlen korrelieren im Gegensatz zu den Adipozytenvolumina nicht mit den BROCA-Indexwerten. Bei adipösen Patienten ist die Schwankungsbreite der Fettzellzahlen groß. Der mittlere Wert beträgt bei uns $7{,}69 \pm 2{,}32 \times 10^{10}$ (Tab. 1). Die Korrelation zwischen Adipozytenvolumen und Adipozytenzahl ist mit einem Korrelationskoeffizienten von −0,741 signifikant ($p \leqq 0{,}01$). Mit steigendem Volumen nimmt die Zellzahl ab. Das Verhalten von Fettzellzahl und -volumen unter stationärer Gewichtsreduktion ist in Tab. 1 zusammengestellt. Das Adipozytenvolumen nahm signifikant ab ($p \leqq 0{,}01$), während die Adipozytenzahl konstant blieb. Patienten mit größerem Adipozytenvolumen zeigten eine stärkere Gewichtsreduktion.

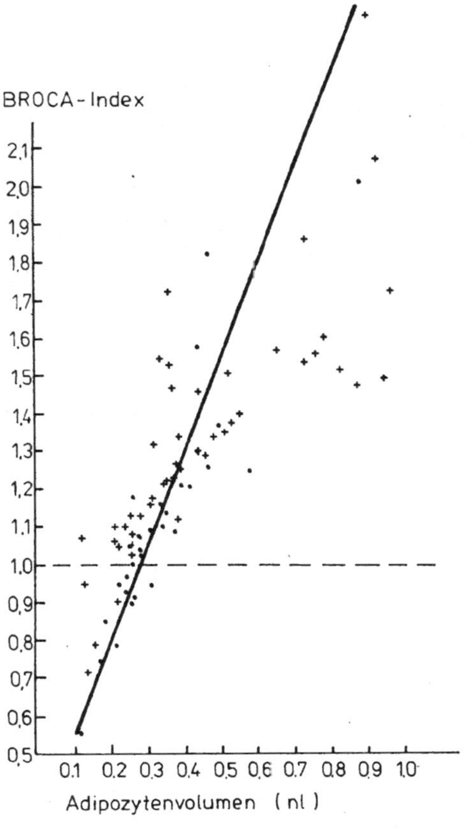

Abb. 1 Korrelation zwischen Adipozytenvolumen und BROCA-Index (● Männer, + Frauen)

Tab. 1 Körperfett, Adipozytenvolumen und -zahl bei Adipösen unter Gewichtsreduktion

	vor Gewichtsreduktion	nach Gewichtsreduktion	Signifikanz
Körperfettmasse (kg)	39,99 ± 10,65	32,54 ± 9,08	$p \leqq 0{,}01$
Adipozytenvolumen (nl)	0,615 ± 0,227	0,504 ± 0,144	$p \leqq 0{,}01$
Adipozytenzahl ($\times 10^{10}$)	7,69 ± 2,32	7,68 ± 2,30	n. s.

Die Ergebnisse dieser Untersuchungen stützten das von Björntorp [2] entwickelte Fettzellkonzept, das von einer Konstanz der Adipozytenzahl im Erwachsenenalter ausgeht. Damit kann eine einmal erreichte Adipozytenzahl nur schwer, wenn überhaupt, reduziert werden. Untersuchungen über das Verhalten der Präadipozyten könnten hier neue Erkenntnisse bringen.

Die Adipozytenzahlen werden in der Literatur in großer Schwankungsbreite zwischen 4×10^{10} und 12×10^{10} Zellen angegeben. Die von uns ermittelten Zahlen liegen in diesem Bereich. Es erscheint eine Einteilung der Adipositas nach der Fettgewebszellularität in eine hypertrophische Form und eine hypertrophisch-hyperzelluläre Form sinnvoll. Das kardiovaskuläre Risiko Adipöser hängt von den begleitenden metabolischen Störungen ab. Nach Karam [4] korrelieren die metabolischen Entgleisungen mit dem Ausmaß der Adipozytenhypertrophie. Das betrifft besonders die gestörte Glucosetoleranz und die Hyperlipoproteinämie. Es sollte deshalb bei Adipösen mit normalen Serumlipidwerten und normaler Glucosetoleranz nach Möglichkeit die Indikation zur Bestimmung des Adipozytenvolumens gestellt werden. Findet sich bei diesen Patienten keine wesentliche Adipozytenhypertrophie, dürften das metabolische Risiko gering und der Versuch einer stationären Gewichtsreduktion nicht sehr effektiv sein.

Zusammenfassung

Im subkutanen Fettgewebe von 27 adipösen Patienten wurden vor und nach einer stationären Gewichtsreduktion Fettzellparameter ermittelt. Als Vergleich dienten 47 Normalprobanden. Unter stationärer Gewichtsreduktion nahm das Fettzellvolumen signifikant ab, während die Adipozytenzahl konstant blieb. Die Einteilung der Adipositas könnte in eine hypertrophische und eine hypertrophisch-hyperzelluläre Form erfolgen. Eine Indikation zur Bestimmung des Adipozytenvolumens bei adipösen Patienten ohne metabolische Risikofaktoren erscheint sinnvoll.

Literaturhinweise

[1] Ashwell, M.: Int. J. Obesity **3** (1979) 188—191
[2] Björntorp, P.: Metabolism **23** (1974) 1091—1102
[3] Björntorp, P.: Amer. J. Clin. Nutr. **33** (1980) 370—375
[4] Karam, J.: Western J. Med. **130** (1979) 853—857
[5] Krotkiewski, M., Mandronkas, K., Sjöström, L., Persson, G., Bjurö, T. und Sullivan, L.: Metabolism **29** (1980) 1003—1012
[6] Leonhardt, W.: Labortechn. **6** (1973) 29—32, **7** (1974) 17—22
[7] Möhr, M.: Dtsch. Ges.-wesen **25** (1970) 1097—1100
[8] Rodbell, M.: J. biol. Chem. **239** (1964) 375—380

Doz. Dr. sc. med. W. Reuter und
Dr. med. W. Ulbricht,
Klinik für Innere Medizin der
Karl-Marx-Universität,
Johannisallee 32, Leipzig DDR-7010

H. Jeroch

Einfluß der Fütterung auf die Schlachtkörper- und Fleischqualität von Broilern

Züchtung, Fütterung, Haltung und Verarbeitung sind die Haupteinflußfaktoren für die Mastgeflügelqualität. Wie stark die verschiedenen Faktoren auf die einzelnen Qualitätsparameter wirken, vermittelt Tab. 1 Ihr ist zu entnehmen, daß die Fütterung fast alle Qualitätsmerkmale beeinflußt Deshalb sind zur Beurteilung von Fütterungsregimes die Parameter der Mastleistung, wie u. a Zunahme und Futteraufwand, nicht immer ausreichend Insbesondere bei Untersuchungen zum Energie- und Proteingehalt (Aminosäurengehalt) des Futters, bei der Prüfung von Futtermitteln und Futterzusätzen sollten ebenfalls Qualitätskriterien in das Untersuchungsprogramm einbezogen werden.

1. Fettgehalt der Schlachtkörper

Broilerfleisch, d. h. die Summe aus Muskulatur und Haut, zählt nach wie vor zu den fettarmen Geflügelfleischarten (Tab 2) Dennoch darf nicht unerwähnt bleiben, daß der Fettgehalt sowohl im Gesamtkörper als auch in der Fleischfraktion (Muskel plus Haut) in den letzten zwei Jahrzehnten ständig zugenommen hat Der Gesamtkörper-Fettgehalt von Broilern, die mit Mischfutter nach den Normen unseres Landes gefüttert werden, bewegt sich heute zwischen 10 und 15% (bez. auf Originalsubstanz). Die Mastdauer dieser Broiler beträgt 6 bis 7 Wochen, und die Mastendmasse beläuft sich im Mittel beider Geschlechter auf 1650 bis 1800 g. Seit nahezu einem Jahrzehnt wird dem Fettgehalt der Broiler erhöhte Aufmerksamkeit geschenkt, denn ein Broiler mit übermäßigem Fettgehalt (als Normalwert wurde von uns vor einigen Jahren ein Anteil von 8 bis 10 % in der Originalsubstanz empfohlen) ist in verschiedener Hinsicht von Nachteil:

- Das Broilerfleisch verliert seine Funktion als diätetisch hochwertiges Lebensmittel
- Fettreiche Broiler erfordern einen höheren Futterbedarf je kg Lebendmassezunahme als fettarme
- Darm- und Abdominalfett belastet die Schlachthofabwässer und senkt die Schlachtausbeute.

Tab 1 Einflußfaktoren für die Mastgeflügelqualität [8]

	Züchtung	Fütterung	Haltung	Verarbeitung
Schlachtkörperqualität				
Fleischanteil	+ +[1]	+		
Fettanteil	+ +	+ +		
Knochenanteil	+ +	+ +		
Fleischqualität				
Zartheit	+		+ +	+ + +
Saftigkeit	+	+	+ +	+ + +
Geschmack, Geruch		+ +		+
Grillverlust	+	+	+	+ +
Nährwert	+	+ +		+

[1] Die Anzahl der Kreuze vermittelt die Stärke des Einflusses

Tab. 2 Nährstoffgehalt des gesamten Fleisches (Muskel plus Haut) vom Schlachtkörper verschiedener Geflügelarten (eigene Analysen)

Mastgeflügelart	Schlachtalter (Wochen)	Protein[1] %	Fett[1] %
Broiler[2]	7	19	11
Mastpute (♂)	20	20,5	8
Pekingente[2]	8	15	30
Moschusente[2]	10	16,5	18
Gans[2]	9	17	23
Fasan[2]	16	24	4,5

[1] Angaben in der Originalsubstanz
[2] im Mittel beider Geschlechter

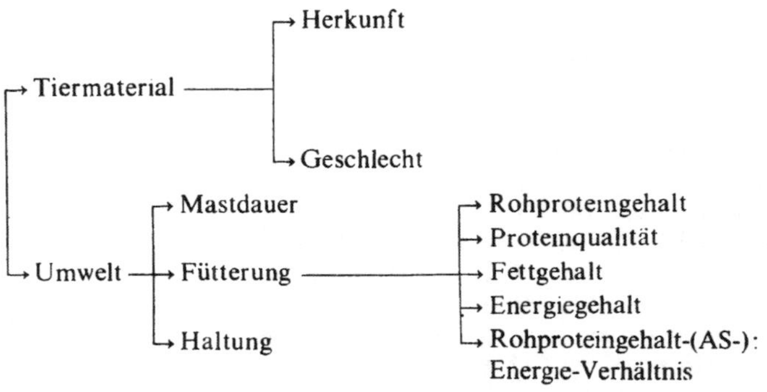

Abb. 1 Einflußfaktoren auf die Verfettung von Broilern [5]

Der Fettanteil von Schlachtkörpern wird insbesondere von den Fütterungsfaktoren beeinflußt. Die nachfolgenden Ausführungen sollen sich entsprechend der Themenstellung auf sie konzentrieren. Hinsichtlich des Fettansatzes bestehen jedoch auch eindeutige Genotyp-Fütterung-Wechselwirkungen.

Wie aus Abb. 1 zu entnehmen ist, wird der Fettgehalt im Broiler hauptsächlich durch den Protein-, Fett- bzw Energiegehalt des Mastfutters, die Relation Protein (Aminosäuren) Energie im Futter und die Proteinqualität beeinflußt Die durch Futterfaktoren in beachtlichem Umfang erreichbare Veränderung des Fettanteils resultiert fast ausschließlich aus einer Zu- bzw. Abnahme des Darm- und Abdominalfettes, des Hautfettanteils und des Organfettes.

Bereits unsere früheren Untersuchungen [4] haben gezeigt, daß es auch beim Broiler möglich ist, den Fettgehalt durch Veränderung des Energie-Protein-Verhältnisses in einem weiten Bereich zu verändern. Broiler, die ein Futter mit einem engen Quotienten erhielten (10,0 MJ umsetzbare Energie (u E.) und 270 g Rohprotein (RP)/kg Futter), waren ausgesprochen fettarm. Demgegenüber wurde der Fettanteil um nahezu das Fünffache gesteigert, wenn die Ration ein relativ weites Verhältnis von Energie Protein (14,1 MJ umsetzbare Energie und 194 g Rohprotein/kg Futter) aufwies.

Als guter Indikator für den Verfettungsgrad des Broilers eignet sich die Darm- und Abdominalfettmenge bzw der Abdominalfettanteil (in % der Mastendmasse). Eigene Untersuchungsergebnisse zum Einfluß des Energie- und Rohproteingehaltes im Futter auf den Abdominalfettanteil vermittelt Abb. 2 Neuere Ergebnisse aus dem

Tab 3 Neuere Literaturergebnisse zum Einfluß des Energie- und Rohproteingehaltes im Mastfutter auf den Abdominalfettanteil (in % der Lebendmasse)

Autoren	u. E	RP	Lebendmasse/Tier	Abdominalfett	
	MJ/kg	g/kg	g	g/Tier	%
Ehinger u. Seemann [1]	13,2	190	1716	49	2,9
	12,1	240	1659	33	2,0
Summers u Leeson [10]	12,4	158			3,2
	12,4	186			2,6
	12,4	214			2,2
Whitehead [12]	10,9	260	1645	25	1,5
	11,7	260	1693	29	1,7
	12,5	260	1721	36	2,1
	13,4	260	1764	38	2,15
	14,2	260	1790	43	2,4
	15,0	260	1797	49	2,7

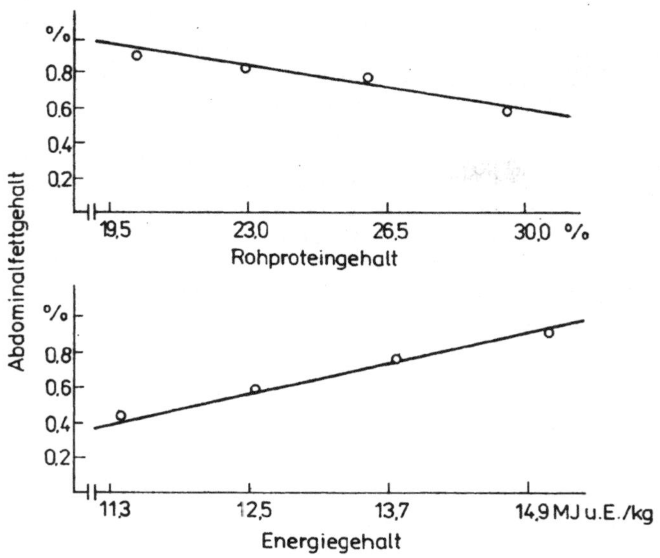

Abb. 2 Abdominalfettgehalt des Broilers in Abhängigkeit vom Energie- und Rohproteingehalt des Futters [3]

internationalen Schrifttum sind in Tab. 3 zusammengestellt. Daraus geht eindeutig hervor, daß der Abdominalfettanteil in beachtlichem Maße durch den Gehalt des Futters an Energie und Protein beeinflußbar ist.

Der für den menschlichen Verzehr bestimmte Anteil des Broilers — der bratfertige Rumpf — unterliegt hinsichtlich des Fettanteils gleichermaßen einem erheblichen Fütterungseinfluß. Hierzu vermittelt Tab. 4 Ergebnisse eigener Untersuchungen. Einerseits verursacht energiereiches, jedoch relativ proteinarmes Futter eine Fettablagerung in der Fleischfraktion (Muskel plus Haut), die unerwünscht ist. Andererseits ist es möglich, durch proteinreiche Fütterung ein relativ fettarmes Fleisch zu produzieren. Allerdings kann diese Art der Fütterung aus verschiedenen Gründen nicht befürwortet werden (geringere Zunahme, deutlich höherer Proteinaufwand, schlechte Konvertierung von Futterprotein in verzehrbares Protein).

Die Angaben zum Rohproteingehalt in Tab. 4 deuten auf einen geringen Einfluß des Futterenergiegehaltes hin, d. h. die energieärmere Fütterung ist gegenüber den höheren Stufen der Energieversorgung leicht bevorteilt.

Eine unerwünschte Fettablagerung im Broilerkörper ist jedoch auch dann festzustellen, wenn sehr nährstoffreiche, hochverdauliche Mischungen (energie- und proteinreich) verfüttert werden (Tab. 5).

Gegenüber Mischungen mit zwar mittlerem Energie- und Proteinniveau, aber gleichem Energie-Protein-Quotienten wird mehr Energie aufgenommen, als für hohen Proteinansatz und normalen Fettansatz erforderlich ist, weil der Broiler seine Energieaufnahme nur bedingt nach seinem Energiebedarf ausrichtet.

Tab. 4 Nährstoffgehalt des bratfertigen Rumpfes (ohne Knochen, d. h. Muskelfleisch plus Haut) männlicher Broiler in Abhängigkeit vom Energie- und Rohproteingehalt des Futters

Gehalt je kg Futter		Trockensubstanz	in der Originalsubstanz	
u. E. MJ	RP g	%	Protein %	Fett %
10,3	175	30,1	19,5	9,1
	205	28,4	19,5	7,9
	235	25,4	20,1	3,9
12,3[1]	175	34,0	18,4	14,7
	205[1]	31,7	18,8	11,3
	235	29,1	18,6	8,3
14,4	175	37,6	18,7	18,3
	205	32,0	18,0	12,8
	235	29,5	18,2	9,8

[1] Werte entsprechen den staatlichen Parametern für Broilermastfutter in der DDR

Tab. 5 Nährstoffgehalt und -ansatz männlicher Broiler bei gleichem Energie-Protein-Verhältnis, aber unterschiedlichem Energie- und Proteingehalt des Futters

Rationsparameter			Lebendmasse	Gehalt an		Ansatz je Tier	
u. E. MJ/kg	RP %	kJ u. E. % RP[1]	g/Tier	Protein %	Fett %	Protein g	Fett g
10,9	20	545:1	1507	18,5	7,2	279	109
12,4	23	539:1	1631	18,8	9,3	306	152
14,7	27	544:1	1644	18,0	11,6	296	191

[1] Energie-Protein-Verhältnis

2. Fettsäurezusammensetzung des Broilerfettes

Die von anderen landwirtschaftlichen Nutztieren bzw. tierischen Produkten (Milch, Eier) bekannte Tatsache, daß das Fettsäuremuster der entsprechenden Fette durch die Fütterung modifizierbar ist, trifft für den Broiler gleichfalls zu. Diese Einflußnahme ist besonders dann ausgeprägt, wenn die Futterration noch zusätzlich aufgefettet wird. Insbesondere der Gehalt an ungesättigten Fettsäuren steht in enger Beziehung zur jeweiligen Konzentration im Futterfett (Tab. 6). Die Verwendung von Mais bzw. Hafer als Getreidearten anstelle der fettärmeren Körnerfrüchte Weizen bzw. Gerste verursacht ebenfalls ein anderes Fettsäuremuster. Wenn die Fettsynthese vorrangig aus Kohlenhydraten erfolgt, sind vor allem gesättigte Fettsäuren im Fett vorzufinden (festere Konsistenz). Bei einem höheren Anteil an ungesättigten Fettsäuren im Broilerfett besteht in Verbindung mit unsachgemäßer Konservierung bzw. Lagerung der Schlachtkörper die Gefahr eines beschleunigten Fettverderbs.

Tab. 6 Vergleich der Fettsäurezusammensetzung von Futter- und Brustmuskelfett [13]

Supplementierte Fettart/kg Futter	Fettsäure	Futtermischung %	Brustmuskel %
60 g Sojaöl	Palmitinsäure	12,8	22,5
	Stearinsäure	4,3	12,4
	Ölsäure	26,3	23,6
	Linolsäure	47,7	28,8
60 g Schweineschmalz	Palmitinsäure	21,5	25,8
	Stearinsäure	13,6	15,9
	Ölsäure	38,7	32,3
	Linolsäure	16,6	15,5
60 g Rindertalg	Palmitinsäure	23,7	25,8
	Stearinsäure	15,8	16,8
	Ölsäure	31,0	30,8
	Linolsäure	15,0	14,9

3. Protein- und Aminosäurengehalt

Protein- und Aminosäurengehalt des Broilerfleisches (Muskel) sind weitgehend genetisch determiniert und über das Futter kaum zu beeinflussen. Das belegen sowohl ältere als auch neuere Arbeiten. Geringe Veränderungen des Proteingehaltes in der Fleischfraktion (Muskel plus Haut) können sich aus Verschiebungen im Muskel:Haut-Verhältnis ergeben, da die letztere Fraktion wesentlich fettreicher ist als die erste.

4. Geschmack und Geruch

Eine Geschmacksbeeinflussung ist bei höheren Anteilen fettreicher Fischmehle im Futter nicht auszuschließen. Insbesondere wird sie durch die hochungesättigten Fettsäuren des Fischmehls verursacht. Der Fischölanteil im Broilermastfutter soll deshalb weniger als 12 g/kg betragen. Fischmehl, dessen Fettfraktion bereits auf einen Verderb hinweist, darf nicht verfüttert werden. Fischartiger Geruch bzw. Geschmack kann auch durch Ablagerung von Trimethylamin im Broiler verursacht werden. Diese Möglichkeit einer Qualitätsbeeinträchtigung besteht bei hohen Anteilen sowohl von Fischmehl als auch von Rapsextraktionsschrot im Mastfutter. Für Rapsextraktionsschrot aus schadstoffarmen Sorten ist deshalb gleichfalls eine Einsatzbeschränkung erforderlich (maximal 12% in der Futtermischung).

Analog zum Ei ist es beim Geflügelfleisch gleichfalls nicht möglich, den Geschmack durch Futterzusätze gezielt zu beeinflussen, wie u. a. Löhle [6] bei einer Paprikazufütterung feststellte.

5. Fütterungsseitige Maßnahmen zur Sicherstellung eines normalen Fettgehaltes im Broilerschlachtkörper

Hauptursache für den ständigen Anstieg des Fettgehaltes im Broilerkörper ist die in der Vergangenheit vorrangige Berücksichtigung des Leistungsparameters „Zuwachs“ in den Selektionsprogrammen. Dadurch konnte in den letzten Jahren eine enorme Verbesserung der Wachstumsleistung erreicht werden, die zu einer deutlichen Verkürzung der Mastdauer für eine definierte Mastendmasse (z. B. in der DDR $\approx$1650 g/Tier im Mittel beider Geschlechter) geführt hat. Die Selektion auf hohe Zunahme hat gleichzeitig die Futteraufnahmeleistung drastisch erhöht. Die zum Verzehr kommenden Nährstoffmengen aus hochverdaulichen und nährstoffreichen Mischungen überschreiten sichtlich den anzusetzenden Bedarf für Erhaltung, Muskelwachstum, Organwachstum und Federbildung. Im Tierkörper bestehen nur sehr begrenzte Möglichkeiten zur Speicherung von überschüssigen Kohlenhydraten und Eiweißstoffen. Broiler besitzen jedoch ebenso wie andere Tiere die Fähigkeit, in beträchtlichem Ausmaß Fettgewebe zu bilden. Dazu können alle Nährstoffe des Futters (Fette, Kohlenhydrate, Proteine) verwendet werden. Mitte der siebziger Jahre ist international mit der Selektion von Broilern gegen den Fettansatz begonnen worden. Zuchtprogramme, die verstärkt das Selektionsmerkmal „Futteraufwand“ berücksichtigen, verfolgen damit indirekt dieselbe Zielstellung. Die bisher erzielten züchterischen Fortschritte im Hinblick auf einen fettärmeren Broiler stimmen optimistisch; ihre praktische Umsetzung fehlt zur Zeit noch weitgehend.

In dem Bemühen um einen fettärmeren Broiler muß und kann auch die Fütterung ihren Beitrag leisten. Dabei ist zu differenzieren zwischen Sofortmaßnahmen, die sich aus der Anwendung des derzeitigen Wissens ergeben, und der verstärkten Durchführung entsprechender Untersuchungen in den Forschungseinrichtungen. Ausgehend vom derzeitigen Wissensstand und unter Beachtung der Produktqualität empfiehlt Lettner [5] folgende Parameter für ein Broilermastalleinfutter (Originalsubstanz):

Rohprotein	mindestens 23,0%
Lysin	mindestens 1,25%
Methionin	mindestens 0,55%
Methionin plus Cystin	mindestens 0,85%
Rohfett	höchstens 5,5%
umsetzbare Energie	höchstens 12,15 MJ/kg Futter
Linolsäure im Rohfett	höchstens 40,0%

Die in unserem Land derzeitig produzierten Mischungen entsprechen weitgehend diesen Vorschlägen. Verschiedentlich empfohlene geringere Gehalte an Rohprotein und essentiellen Aminosäuren, die auch in Fütterungsnormen manifestiert sind (z. B. NRC-Normen, AEC-Normen (Frankreich), ergeben zwar günstigere Aufwandsparameter für den Nährstoff Eiweiß sowie eine bessere Konvertierung des Futterproteins zu Nahrungsprotein, aber sie begünstigen gleichzeitig den Fettansatz. Sie sind auf Grund der Forderung, daß Fütterungsmaßnahmen immer die Produktqualität zu berücksichtigen haben, nicht zu befürworten. Ein höherer Energiegehalt im Futter zur Empfehlung von Lettner [5] ergibt wohl eine weitere Lebendmassezunahme, jedoch ist die Mehrzunahme hauptsächlich Fett und somit nicht erwünscht.

Auch durch Futtermengenbemessung (quantitative Restriktion) in der Endmast bzw. Fütterung mit energieärmeren Mischungen läßt sich der Fettgehalt absenken [7]. Indessen sind diese Fütterungsmaßnahmen mit einer gewissen Wachstumsdepression verbunden, die ökonomisch nachteilig wirkt. Eine u. a. auch von Vogt [11] geprüfte nährstoffarme Fütterung in der Starterperiode unter Ausnutzung des kompensatorischen Wachstums ist in ihrer bisherigen Aussage zu heterogen und bedarf weiterer Untersuchungen. Erste positive Ergebnisse mit Fettsynthesehemmern eröffnen eine weitere Möglichkeit, der Zielstellung nach einem verbrauchergerechten Broilerschlachtkörper zu entsprechen. Außerdem benötigen fettärmere Broiler weniger Futter, wie u. a. Sorensen [9] überzeugend nachweisen konnte.

Literaturhinweise

[1] Ehinger, F. u. F. Seemann: Arch. Geflügelkde. **46**, 177 (1982).
[2] Erck, H.-B.: Vergleichende Untersuchungen zur Mast männlicher und weiblicher Broiler in Boden- und Käfighaltung bei variierendem Protein- und Energiegehalt im Futter, zur Schlachtkörperzusammensetzung, zur Rohproteinverwertung sowie zum Aufwand an NEFh für Ansatz einschließlich Erhaltung. Diss. A, KMU Leipzig, 1978
[3] Flachowsky, G. u. H. Jeroch: Arch. Tierernähr. **23**, 385 (1973)
[4] Jeroch, H.: Fütterungsregime für Geflügel. In: Tierfütterung (Herausgeber: M. Hoffmann). VEB Deutscher Landwirtschaftsverlag Berlin 1983
[5] Lettner, F.: Probleme der Verfettung in der Hühnermast. Mitt. über Tierzucht und Fütterung, Wien 1985
[6] Löhle, K.: Wiss. Z. Humboldt-Univ. Berlin, Math.-Naturwiss. 21, 173 (1972)
[7] Mixner, B.: Unveröffentlichte Arbeiten 1986
[8] Scholtyssek, S.: Beeinflussung der Qualität von Geflügelprodukten durch Fütterung und Haltung. Mitt. über Tierzucht und Fütterung, Wien 1979
[9] Sorensen, P.: Study of the effect of selection for growth in meat type chicken. Diss. Kopenhagen 1986
[10] Summers, J. O. u. S. Leeson: Poult. Sci. **58**, 536 (1979)
[11] Vogt, H.: Landw. Forschung, Sonderheft 38, 50 (1981)
[12] Whitchead, C. C.: Proc. 7. Symp. Geflügelfleischqualität der WPSA, Veile (Dänemark) 1985
[13] Zimmermann, J.: Hohenheimer Arb., Heft 53 (1971)

Doz. Dr. sc. H. Jeroch,
Karl-Marx-Universität Leipzig
Sektion Tierproduktion
und Veterinärmedizin,
WB. Tierernährungsphysiologie und Futtermittelkunde
Gustav-Kühn-Str. 8, Leipzig, 7022

D. Schilling

Erfahrungen des Lebensmittelhandels im Prozeß der Ernährungsberatung

Das tägliche Angebot in den Lebensmittelverkaufsstellen und Gaststätten beeinflußt maßgeblich die Art und Weise der Ernährung der Bevölkerung. Die Einflußnahme wird durch handelsspezifische kundenorientierte Aktivitäten, wie Warenpräsentation, Information und warenbezogene Werbung bis hin zur Nutzung des persönlichen Kundenkontaktes im Verkaufsgespräch mehr oder weniger verstärkt.

In der letzten Zeit wurde der Bedeutung der Verkaufsförderung im Lebensmittelhandel mehr Aufmerksamkeit gewidmet. Ansprechende Beispiele sind vor allem in Stadtzentren zu verzeichnen. Allerdings geht es bei Lebensmitteln nicht schlechthin um eine Verkaufsförderung, die eine Umsatzsteigerung insgesamt und damit einen Mehrverbrauch zum Ziel hat. Vielmehr sind gezielte, abgestimmte Aktivitäten erforderlich, welche die Strukturen des Umsatzes und damit den Verbrauch beeinflussen. Z. B. ist neuen Erzeugnissen der Weg auf den Markt zu ebnen und bei hochwertigen Lebensmitteln die durchaus nicht immer begründete Voreingenommenheit gegenüber heimischen Erzeugnissen abzubauen.

Die Konzeption geht davon aus, daß ein wachsender Anteil hochwertiger Lebensmittel am Umsatz sich nicht als zunehmender Mengenverzehr auswirkt, sondern das Grundsortiment entlastet. Die geplante Umsatzsteigerung von jährlich ca. 2,6% bis 1990 darf nicht zu einer weiteren Diskrepanz gegenüber den ernährungsphysiologischen Empfehlungen, insbesondere bei Energie und Fett, führen. Auf lange Sicht sollte eine höhere Veredlung vielmehr darauf gerichtet sein, den Rohstoffeinsatz in der Lebensmittelindustrie und Nahrungsgüterwirtschaft zu reduzieren.

Die Einstellung der Bevölkerung zur Ernährung ist nun einmal von einer hohen Wertschätzung des Essens geprägt. Die Neigung, beim Kauf von Lebensmitteln zu sparen, ist bei uns nur äußerst selten zu finden. Sie betrifft gemäß einer repräsentativen Erhebung des Instituts für Marktforschung nur ca. 8 bis 9%. Demgegenüber ist jedoch eine, wenn auch noch wenig ausgeprägte Tendenz nachzuweisen, Verbrauchsmengen zu reduzieren, an die es anzuknüpfen und die es zu fördern gilt. Nicht zuletzt erfordert die sozialistische Planwirtschaft die ständige Sicherung der volkswirtschaftlichen Proportion zwischen Warenfonds und Kauffonds. Das heißt, daß im Durchschnitt jährlich 1,4 Milliarden Mark Umsatzsteigerung bei Lebensmitteln durch einen entsprechenden Warenfonds abgedeckt werden müssen.

Die .Ernährungsaufklärung darf diese Zusammenhänge nicht ignorieren. Es wäre wohl eine Illusion, anzunehmen, daß die Konsumenten künftig den Lebensmitteleinkauf anhand von Energie- und Nährstofftabellen vorbereiten — selbst wenn ein Heimcomputer das ermöglicht.

Die Erkenntnis, daß qualitative Kriterien des Verkaufs in Einheit mit einem bedarfsgerechten Angebot die wichtigsten Voraussetzungen sind, um die verfügbaren Warenfonds mit einer hohen Versorgungswirksamkeit einzusetzen, gilt auch für diätetische Erzeugnisse. Niveaubestimmend für die weitere Erhöhung der Verkaufskultur im Handel mit diätetischen Lebensmitteln sollten dabei die Fachverkaufsstellen „Diät" sein. Hier erwarten gesundheitsbewußte Bürger gleichfalls Anregungen und Hinweise für eine gesundheitsfördernde Ernährung.

Die Erhöhung des Wirkungsgrades des Handels mit diätetischen Lebensmitteln setzt eine intensive Beschäftigung mit den Erwartungen und Kaufmotiven sowie dem Kaufverhalten der Kunden voraus. Aus einer Vielzahl von Gesprächen und Beobachtungen lassen sich folgende Erwartungen der Kunden, die eine Diätfachverkaufsstelle aufsuchen, zusammenfassen:

1. Sie erwarten ein stabiles Angebot in seiner Feinstruktur bis zur kleinsten Angebotseinheit.
   Viele Kunden, insbesondere die unmittelbar Diätbedürftigen, haben konkrete Kaufvorstellungen bzw. wollen bestimmte Empfehlungen realisieren. Sie möchten gute Erfahrungen, d. h. was ihnen bekommen ist, was sie vertragen haben, was ihnen geholfen hat, wiederholen. Nur auf der Grundlage eines stabilen Angebotes werden gute Erfahrungen zu einer gewollten Gewohnheit.
2. Sie erwarten neue Lösungen für ihre individuellen Probleme. Das heißt, sie sind auf der Suche und bereit, Neues zu probieren. Das betrifft vor allem die große Gruppe derjenigen, deren Ernährungsprobleme noch nicht unmittelbar sind, sondern die im Interesse der Vorbeugung die Fachverkaufsstelle aufsuchen. Deshalb wird z. B. die Gruppe der energiereduzierten Lebensmittel ebenfalls in den Diätfachverkaufsstellen konzentriert, um an diese Erzeugnisse, die für eine gesunde Ernährung interessant sind und die im Normalsortiment ebenfalls angeboten werden, heranzuführen.
3. Sie erwarten Informationen und individuelle Beratung zum Produkt.
   Das heißt keineswegs, daß der Fachverkäufer als eine Art Heilpraktiker fungiert. Die Aufzeichnungen von Verkaufsgesprächen ergeben vielmehr, daß die Fragen der Kunden sich vorrangig auf die Eignung und Zusammensetzung der Artikel beziehen. Bei Diabetikern z. B. erfolgt die Beratung über die notwendigen Verhaltensweisen im Gesundheitswesen. Sie wird nicht von den Fachverkäufern erwartet. Die Bemühungen, Beratungsstunden in den Verkaufsstellen zu organisieren, fanden ebenfalls nicht überall eine entsprechende Resonanz. Auffallend ist allerdings immer die verhältnismäßig große Unsicherheit der Neuerkrankten. Ihnen sollte in der Fachverkaufsstelle Hilfe und Unterstützung zuteil werden. Der hohe Stellenwert der warenkundlichen Schulung der Verkaufskräfte sei in diesem Zusammenhang hervorgehoben.
4. Letztlich erwarten die Kunden in der Diätverkaufsstelle ebenfalls eine flüssige Abfertigung.
   Ungeachtet dessen gehört in jede Fachverkaufsstelle „Diät" eine Sitzecke, die älteren und erkrankten Kunden gegebenenfalls ein Ausruhen ermöglicht.

Zusammenfassend kann festgestellt werden, daß ein entscheidendes Merkmal für die Erhöhung der Verkaufskultur bei diätetischen Lebensmitteln die individuelle Bedienung und Beratung entsprechend den Wünschen und Interessen der Kunden ist.

Untersuchungen zu dieser Problematik führten zunächst zu falschen Schlußfolgerungen. Eine Kundenbefragung in Kaufhallen von Neubaugebieten ergab, daß die Mehrzahl der Kunden, die unmittelbar am Selbstbedienungsregal des Diätsortimentes angesprochen wurden, diese Form begrüßt und an einer individuellen Beratung nicht interessiert war. Weitere Untersuchungen brachten allerdings ein entgegengerichtetes Ergebnis: Es wurde festgestellt, daß bei Fachverkaufsstellen „Diät" mit individueller Bedienung in Stadtzentren ca. 50% der Kunden weder in der Nähe wohnten noch arbeiteten. Sie nahmen mehr oder weniger weite Wege auf sich, um — z. B. aus den Neubaugebieten — eine Diätfachverkaufsstelle mit Bedienungsstand aufzusuchen.

Weiterhin ergab die Auswertung von Gesprächen in einer Diabetiker-Beratungsstelle, daß ca. 25% der Befragten ausschließlich ihre Diabetiker-Nahrungsmittel in Fachverkaufsstellen einkaufen, d. h. in die Stadtzentren fahren, und weitere 35% ihren Lebensmitteleinkauf sowohl in der WtB-Kaufhalle als auch in der Fachverkaufsstelle tätigen. Der Zeitaufwand, der sich dahinter verbirgt, läßt sich daraus ersehen, daß ca. 40% mehrfach in der Woche Diabetiker-Lebensmittel einkaufen. Rund 60% der Befragten sprachen sich für den Bedienungsverkauf aus, und ca. 70% waren am Verkaufsgespräch interessiert.

Im Ergebnis dieser Untersuchungen wurde für abgeschlossene Neubaukomplexe, in denen keine Voraussetzung für die Einrichtung einer Fachverkaufsstelle „Diät" besteht, die Beispiellösung einer Fachabteilung „Diät" mit individueller Bedienung in WtB-Kaufhallen mit gleichen Funktionen entwickelt. Allerdings sollten die Möglichkeit und die Bereitschaft für eine individuelle Bedienung und Beratung auch unter den Bedingungen der offenen Verkaufsform (SB) Bestandteil einer niveauvollen Handelstätigkeit sein.

Als Beitrag zur Erhöhung der Verkaufskultur bei diätetischen Lebensmitteln entstand im Auftrag des Warenzeichenverbandes „Diätetische Erzeugnisse" ein Schulungsmaterial zur Qualifizierung der Mitarbeiter in den Verkaufseinrichtungen. Darin sind entsprechend dem Charakter dieses Angebotes Schwerpunkte und Aufgaben in Form folgender Leitsätze formuliert:

- Das Angebot an diätetischen Lebensmitteln stets vollständig, übersichtlich und niveauvoll präsentieren.
- Den Kunden mehr Informationen zum Angebot der diätetischen Lebensmittel vermitteln.
- Neue diätetische Lebensmittel wirksam anbieten.
- Informative und attraktive Schaufenster gestalten.
- Ständig persönlichen Kontakt mit den Kunden suchen.
- Die Verkaufsbereitschaft ständig gewährleisten.
- Einheit von hohem Verkaufsniveau und rationeller Verkaufsorganisation beachten.
- Qualitätssicherung, Ordnung und Sauberkeit sind unerläßlich.

Diese Leitsätze stellen gleichzeitig eine Grundlage für Zielstellungen und Bewertungen des erreichten Niveaus im sozialistischen Wettbewerb dar. Ihre Umsetzung erfordert spezifische Lösungen unter Beachtung der unterschiedlichen Verkaufsformen. Aus der Abhängigkeit der praktischen Umsetzung von den Fähigkeiten und Fertigkeiten und nicht zuletzt vom persönlichen Engagement des Verkäufers leitet sich der hervorragende Stellenwert der Qualifizierung der im Handel mit diätetischen Erzeugnissen tätigen Mitarbeiter ab. Wichtig ist allerdings die Bereitschaft, das vorhandene Wissen und die erworbenen Erfahrungen ständig anzuwenden. Sie wird vorrangig von der Bewußtheit der gesellschaftlichen Bedeutung der Versorgung mit diätetischen Lebensmitteln geprägt. In der Praxis sind noch häufig auftretende Widersprüche zwischen Wissen und Können auf der einen Seite und tatsächlichem Verhalten auf der anderen Seite zu überwinden. Neben der versorgungspolitischen Schulung und der warenkundlichen Weiterbildung ist das Verkaufstraining deshalb eine den allseitigen Anforderungen entsprechende Form der Qualifizierung, die es im Diäthandel verstärkt anzuwenden gilt.

Prof. Dr. sc. D. Schilling
Handelshochschule Leipzig
Markgrafenstr. 2
Leipzig 7010

H. Haenel

Fast Foods — Tendenzen in der internationalen Schnellgastronomie

Definition

Fast Foods (FF), wörtlich nicht übersetzbar, bezeichnet das schnell bereitgestellte Essen, die kleine, meist warme Mahlzeit, vorzugsweise im Rahmen industriell produzierender Schnellgastronomie.

Der frühere unbedeutende kleine Imbiß hat ungewöhnliche Bedeutung gewonnen; aus einer Nebensache ist eine Hauptsache geworden. FF, nicht nur gelegentliche Impulsivkäufe nebenbei, dienen heute immer häufiger nicht nur als Zwischenmahlzeit, sondern auch als Hauptmahlzeit, als Alternative zum häuslichen und zum Betriebsessen, als neue Form des Frühstücks. FF sind ein modernes Versorgungssystem mit besonderen Sortimenten. Sie sind der Ausdruck eines sich wandelnden Ernährungsverhaltens, dieses zugleich beeinflussend. Sie sind aber auch einer ständigen Entwicklung und Wandlung unterworfen. FF stehen für einen Wirtschaftszweig, der in kurzer Zeit sprunghaft expandierte und sich weltweit ausdehnt, mit hohen Zuwachs- und Umsatzraten [6, 7, 10]. Die FF-Schnellgastronomie entwickelt sich auf Kosten traditioneller mittlerer Betriebe, auf Kosten des Einzelhandels, als Alternative zum Kantinen- oder häuslichen Essen, durch zusätzliche Impulsivkäufe.

Psychologische Wurzeln

Wenn ich vor einem halben Jahrhundert über Weihnachtsmarkt, Rummelplatz oder Schützenfestplatz stromerte, war das Angebot an außergewöhnlichen, meist vor den Augen des Besuchers bereiteten Imbissen aufregend und anziehend. Aufplatzendes Popcorn, frischgebrannte Mandeln, Türkischer Honig, Zuckerwatte und kandierter Apfel, auf Waffeln gestrichenes Eis, das alles schmeckte weit besser als Mutters Lieblingsspeisen. Solche Eindrücke sind nicht zu vergessen.

Auch heute erfreuen sich Stätten, an denen Bratwurst und Bockwurst, Pommes frites, Broiler, Schmalzgebäck, Puffer, Fischbrötchen u. a. an Kiosken erhältlich sind, noch steigender Beliebtheit, entstehen dort oft Schlangen, obwohl man sich Gesicht, Ärmel und Hände beschmiert, im Regen oder Schnee u. U. an vollen Abfalltonnen steht und sich erst einmal den Mund verbrennt. Man befriedigt offenbar nicht nur sensorische, geschweige denn physiologische, sondern auch oder vielleicht vor allem psychische Bedürfnisse.

Entwicklungen in der DDR

Um solche Bedürfnisse besser zu befriedigen, macht man sich bei uns ebenfalls Gedanken zur weiteren Entwicklung. Die gehobene Gastronomie für den gelegentlichen Bedarf wird zwar ihre Bedeutung behalten, aber, den internationalen Trends folgend, steigt rasch die Zahl der Schnellgaststätten, wird deren Sortiment vergrößert. Neue Lösungen mit starker Typisierung und zentraler Vorbereitung, besonders in Ballungs- und Erholungszentren werden entwickelt und setzen sich durch. Es handelt sich um Büfetts oder Bars für Grilleta, Pizza, Pasteten, Ketwurst, Havelländer (auf Hefeteigbasis), das Bologna- (Teigwaren-) oder das Zwiebelchen-Sortiment u. a. Mit derselben Kapazität kann man mehr Gäste versorgen als in vergleichbaren traditionellen Einrichtungen, es steigen Arbeitsproduktivität und Rentabilität. Aus den derzeit etwa 350 typisierten Schnellgaststätten werden in den nächsten Jahren 1100 bis 1200 werden [5, 8].

Der sich wandelnde Handlungsspielraum

Wir leben in einer Zeit intensiven gesellschaftlichen Wandels: Verflachung traditioneller Familien- und damit Mahlzeitenhierarchien, Schichtarbeit, Berufstätigkeit der Frau, lange Wege zur Arbeitsstätte, Zunahme von 2-Generationen-, 2-Personen- oder 1-Personen-Haushalten, zunehmende Kaufkraft, Vollbeschäftigung, soziale Sicherheit, zunehmende Bedeutung des Außerhausessens, Abbau autoritärer Erziehungsmethoden, frühe Selbständigkeit und finanzielle Unabhängigkeit Jugendlicher, die stärker qualitätsbewußt und genußorientiert sind. Früher war das zur Arbeitsstelle mitgebrachte Frühstück eine Selbstverständlichkeit. Heute warten die Betriebsküchenangebote: das verbilligte Mittagessen sowie Imbisse. Aus diesem gesellschaftlichen Wandel resultieren im dialektischen Prozeß ein Wandel im Ernährungsverhalten, ein Wandel in den Bedürfnissen, aber auch ein Wandel im Versorgungssystem, hier speziell der FF.

Das Wissen um die Beziehungen von Gesundheit und Ernährung hat zugenommen; viele wenden dieses Wissen auch an. Es differenziert sich ein typisches Ernährungsverhalten im Alltag einerseits und zum Wochenende andererseits. Letzteres bleibt die soziale Klammer in der Familie; man gibt mehr Geld aus für die Ernährung, verwendet mehr Zeit für die Zubereitung, befriedigt besondere Genußansprüche, macht aus dem Kochen ein Hobby, nutzt das gute Essen zur Pflege von Freundschaften. Im Alltag herrscht das Außerhausessen vor, mit zunehmender Bedeutung auch der FF.

Das alles geschieht natürlich in zahllosen individuellen, familiären oder anderen Varianten, abhängig von Alters- und Berufsgruppen, von Finanzkraft, territorialen Traditionen und Besonderheiten, sozialer Situation, Präferenzen und Aversionen usw. Allerdings — Feinschmecker ist man nicht nur zum Wochenende. Auch die FF sollen gestiegene Genußansprüche befriedigen, nicht nur den Hunger stillen, sondern mit Wohlgeschmack, Vergnügen, Geselligkeit, Gemütlichkeit, besonderen Erlebnissen, Zeitvertreib und Zufriedenheit verbunden sein. Wie in der Mode ist auch im Ernährungsverhalten immer mehr „alles erlaubt“. Die Zeiten, da es für bestimmte Leute „standesgemäß“ war, nur in anspruchsvolle Gaststätten zu gehen, sind weitgehend überwunden. Das Prestige von FF-Büfetts und -shops ist gegenüber den Kiosk-Stehimbissen auf Grund anspruchsvoller Bedingungen gestiegen. Ein Hang zum Zeitsparen, zur Einfachheit, vielleicht auch zur Anonymität der Schnellgastronomie mögen weitere Erscheinungen des Wandels sein.

Das internationale FF-Konzept und sein Erfolg

Die Universalität des „Imbiß“-Bedürfnisses wurde in den 50er Jahren in den USA als Marktlücke erkannt. 1954 wurde das erste Restaurant der seither besonders erfolgreichen McDonald-Kette eröffnet. 1984 verfügte sie weltweit über 8300 Betriebe mit 9,5 Mrd. $ Umsatz. In der BRD entstand das erste Restaurant dieser Kette 1971. Heute ist die Zahl auf etwa 250 angewachsen. Auf der Grundlage einer geschickten Markt- und Bedürfnisforschung wurden die FF zum großen Geschäft, mit einem internationalen Jahresumsatz von insgesamt 30 Mrd. $. Weitere große Ketten (Burger King,

Tab. 1 Angestrebtes Fast-Food-Image (Kettengastronomie)

Einheit von Essensreiz, Genuß, Entspannung, Zwanglosigkeit, Begegnung	
„FF-Happiness", „Lust am sinnlichen Essen"	
Gäste:	jedermann, dem das Image gefällt, besonders Kinder und Jugendliche
Umgebung:	hell, sauber, geräumig, behaglich; günstig gelegen; besonderer Service: Spielzimmer, Ausrichten von Partys; Geschenke; Druckschriften; ansprechende Selbstbedienung; Rauchverbot, z. T. kein Alkohol; stimulierende Außenfassaden; Licht, Farben, Symbole
Speisen:	schnell, heiß, appetitlich, vertraut, preiswert; Bilderspeisenkarte
Einwegverpackung:	funktional, sauber, stabil, verlockend, vor dem Auslaufen, Fingerverbrennen usw. schützend
Vorteile:	— Sortiment gleichbleibend, international gleichartig, bekannt, begrenzt, preisstabil, kleine Portionen (300 bis 400 kcal) — Anreiz zur Kombination verschiedener Produkte — Anreiz zum Impulsivkauf, als zusätzlicher Imbiß oder als Hauptmahlzeit — geeignet zum Außerhausverzehr — Wandlungsbereitschaft; Anpassung an neu erkannte Bedürfnisse

Wendy's usw.) teilen sich den Markt, neue bauen sich auf oder aus. Die McDonald-Kette hatte und hat ihre Werbepsychologie sehr stark auf die Motivierung von Kindern und Jugendlichen ausgerichtet. Man hatte erkannt, daß sie ernstzunehmende, zahlungskräftige Gäste sind, nicht mehr nur Anhängsel ihrer Eltern. Das geschah mit dem Erfolg, daß Name und Image McDonald heute praktisch jedem Jugendlichen in den kapitalistischen Industriestaaten vertraut sind [2]. Das Hauptgericht der Kette ist ein Hackfleischprodukt, eine Bulette, *patty* genannt, das als *Hamburger* inzwischen weltweit bekannt ist. Das angestrebte Image wird in Tab. 1 umrissen. Die angeführten Stichwörter haben nicht nur sensorische, sondern sehr viel stärker auch psychische Bezüge. Im Bewußtsein der meisten Gäste werden aus verschiedenen Quellen letztlich Wohlgefühl und Zufriedenheit erzeugt und der Wunsch nach Wiederholung des Gaststättenbesuches, nach Habitualisierung geweckt. (Dabei sind neue Lieblingsspeisen offenbar manipuliert worden; man spricht von erlebten Wunschbildern Jugendlicher.)

Natürlich ist ein Dauererfolg nicht möglich ohne die erlebte sensorische Qualität. Die Speisen schmecken offenbar, und sie schmecken immer wieder. Aber sie sind zugleich Symbol einer Lebensform: „zwanglos, gemütlich und schnell". Man weiß, was man zu erwarten hat, man kennt Namen, Aufmachung, Speisenangebot und Geschmack. Man weiß, daß man ohne Rituale und Traditionen sein Vergnügen am Essen haben kann.

Die Vorlieben wandeln sich etwas, und zwar mit zunehmendem Alter. Inzwischen ist das FF-Konzept über den *Hamburger* hinausgewachsen, und entsprechende Produkte werden in einer Fülle von Varianten und in den verschiedensten Betriebssystemen angeboten: die schon traditionelle Kettengastronomie (mit der Spezialität *Hamburger*, gekennzeichnet durch weltweite Uniformität und begrenztes Sortiment), die Systemgastronomie (gastronomische Einrichtungen verschiedener Art und Qualität eines Unternehmens, besonders auf eine Produktgruppe oder -art ausgerichtet), Ladengastronomie (FF-Imbiß-Angebote in Fleischereien und Bäckereien), free-flow-Gastronomie (Selbstbedienung an verschiedenen Theken mit abschließender Kassierung) und schließlich Imbiß-Kioske. Nach der Art der vorwiegend angebotenen Produkte kennt man die Croissanterie, die Baguetterie, die Pizzeria, das Steakhouse, Stände mit hot dogs, fish and chips oder Eis, das Broiler-Büfett, Cookies, Fisch-Restaurants usw. Steigender Beliebtheit erfreuen sich Nationalitätengaststätten, in denen Spezialitäten aus aller Welt angeboten werden. Es gibt typisierte Restaurants für Eintöpfe, Spaghetti, (in der Schale) gebackene und gefüllte Kartoffeln, Frühlingsrollen, Eierpfannkuchen, Schweinerippchen u. a., wobei gegebenenfalls die Füllmassen über den Erfolg mitentscheiden. Ferner gibt es Salatbars und vegetarische Angebote. Dem sich verstärkenden Hang zu gesunder Ernährung entgegenkommend, orientiert man auf „Health Foods". Mit allen Mitteln der Werbepsychologie zur Erzeugung von Gaststätten- und Sortiments-Images wird um den Gast gekämpft, eingedenk der möglichen riesigen Umsätze und Gewinne. Faktoren wie Neugier, Wohlwollen, Vertrauen, Zufriedenheit und Überwindung der Neophobie, der uns innewohnenden Besorgnis vor unbekannten Speisen, entscheiden über den ersten und den weiteren Besuch. Erweiterungen hinsichtlich des Frühstücks- und des Dessertangebotes sowie größere Portionen und höhere Salatanteile sind weitere Schritte. Gleichzeitig wird der Kundendienst attraktiver. McDrive sind, besonders an den Autobahnen, Service-Schalter der McDonald-Kette, an denen sich der Autofahrer direkt im Wagen bedienen lassen kann. Fahrbare Imbißwagen wären eine Form der anspruchsvollen mobilen Schnellgastronomie. Der Schaueffekt, die Herstellung der Speisen vor den Augen des Gastes, unterstützt durch den beim Backen oder Braten entstehenden Wohlgeruch, können attraktiv sein. Zum Imbiß zusätzliche Unterhaltungselemente werden diskutiert. Es ist erkennbar, daß das FF-Prinzip mehr oder weniger auch auf die traditionelle Gastronomie abfärbt, indem FF, schnell serviert, in das Speisenangebot aufgenommen werden.

Der Gegensatz der konventionellen Speisengastronomie

Das herkömmliche oder das Spezialklasse-Speisenrestaurant richtet sich an den erwachsenen Gast, an die Familie, an Erwachsenen-Gruppen. Es ist gekennzeichnet durch eine für die jeweilige Gaststätte typische Atmosphäre. Dazu gehören Namen, ein umfangreiches, u. U. spezielles Speisensortiment, eine bestimmte Ausstattung, Musik, besondere Serviceleistungen wie Flambieren. Man richtet sich mehr oder weniger nach einem Ritual von Platzbestellung, Abgabe der Garderobe, Plazierung, Speisenauswahl, Bestellung, Servierung, Bezahlung, Trinkgeld. Das alles ist zeitaufwendig, zwanghaft für Kinder und Jugendliche. Letztere sollen platzgebundenes, gutes Benehmen — u. U. mit ständiger Ermahnung oder Bedrohung verbunden — vorführen, während sie lieber mit den Fingern essen, spielen, aufstehen und umherlaufen würden. Eltern, die ihre Kinder zu McDonald ausführen, sind solcher Konflikte enthoben.

Hamburger-Sortiment: zum Nährwert

Die besonders erfolgreichen Hackfleischprodukte, aus Rindfleisch und Brot bestehend, mit Salat, Zwiebel, Tomate, Gurke, Ketchup u. a. garniert, werden in weiche Brötchen (soft buns) eingelegt und in großzügiger Wegwerfverpackung ausgegeben. Gleiches gilt für Geflügel-, Käse- oder Fischprodukte, die, als Cheeseburger, Fish-Mac u. ä. bezeichnet, mit Amerikanismen bei ihren jungen Gästen werben. Von Bedeutung ist das Ergänzungssortiment: Pommes frites, Apfelstrudel und andere Gebäcke, Eis, Cola, Kaffee. Das läßt sich alles ohne großes Kauen schnell verzehren, mit Getränken hinunterspülen. Obst und Gemüse spielen eine geringere Rolle als

Tab. 2 McDonald-Produkte [3]
Gehalt je 100 g (abgerundet)

	Hamburger	Cheeseburger	Filet-O-Fish	French Fries	Apple Pie
Energie (kcal)	240	240	290	290	240
Protein (g)	13 (20*)	15	12	4,2	3,8
Fett (g)	10 (36*)	11	16	17	11
davon Pufa** (in %)	4,9	3,7	4,5	0	6,2
Stärke (g)	25 (38*)	24	24	34	23
Zucker (g)	5 (7*)	3,6	3,2	0	9,4
Cholesterol (mg)	28	30	41	13	14
Kochsalz (g)	0,8	1,3	1,1	0,6	0,4
Ballaststoffe (g)	3,7	3,5	4,1	6,5	9,3

* Energie % ** Polyungesättigte Fettsäuren

Orangensaft, im Fruchteis, als Ketchup und — vielleicht mit einem Blick auf die „gesunde Ernährung“ — als grüner Salat.

Die Zusammensetzung der *Hamburger* dürfte international überall gleich sein [3, 9]. Analysenwerte neuseeländischer *Hamburger* werden, auf 100 g berechnet, in Tab. 2 vorgestellt [3]. Ähnliche Nährstoffrelationen gelten für Fisch- oder Käse-„Macs“. Abweichende Werte weisen naturgemäß Pommes frites oder Apfelstrudel auf.

Carlsen und Rasmussen [4] haben 244 Proben verschiedener FF untersucht und fanden in ihrer breiten Palette Nährwerte von 15 bis 20 Energie% Eiweiß, 45 bis 55 Energie% Fett und 40 Energie% Kohlenhydrate. Als unerwünscht weisen sie auf den hohen Gehalt an Fett und Kochsalz und auf den niedrigen an Stärke hin; der Spurenelementgehalt wird als normal bezeichnet. Nun sagt die Zusammensetzung eines Lebensmittels nichts aus über die gesundheitliche Qualität einer Ernährungsweise. Die Zusammensetzung der verschiedenen Fleisch- usw. Produkte nähert sich dem Nährwert der Durchschnittskost in Industriestaaten. Damit gelten die bekannten Einwände gegen die aktuelle „moderne“ Ernährung (zu fett, zu süß, zu salzig, Mangel an einigen Nährstoffen und an Ballaststoffen) auch gegen FF-Produkte. Der gelegentliche Verzehr von FF im Rahmen einer vernünftig gemischten Kost ist jedoch akzeptabel. In der Verführung, besonders von Kindern und Jugendlichen, zu einseitiger Bevorzugung von FF liegt das besondere Risiko. Vorschläge zur Verbesserung des Nährwertes lauten dementsprechend: mehr Anteile an Gemüse und Obst bzw. daraus hergestellter Salate, an Obstsäften, Einsatz von Vollkornmehl oder -erzeugnissen, Reduzierung der erwähnten Risiken durch Verbesserung der Rezepturen. Warum gerade das *Hamburger*-Image so anziehend ist, ist schwer zu sagen. Es ist möglich, daß die psychische Stimulierung dieser Restaurants, die Erzeugung von Zufriedenheit und Wohlbefinden eine größere Rolle spielen als der Genuß, ohne dessen Bedeutung zu unterschätzen. Es zeichnen sich aber Sättigungserscheinungen in der *Hamburger*-Nachfrage ab, während andere Sortimente nach wie vor stark im Auftrieb liegen. Dieser Wandel zur Variabilität, zu einer „gemischten FF-Kost“ könnte vom Standpunkt des Nährwertes und der gesundheitlichen Empfehlungen Vorteile bringen.

Zur Bewertung

Die FF-Systeme mit ihrem großen Erfolg spiegeln den Wandel in der Ernährung wider. Man kann bedauern, daß sich überkommene Mahlzeitenhierarchien lockern und lösen. Man kann besorgt sein, daß Kinder und Jugendliche einseitige Ernährungsgewohnheiten entwickeln, und man kann die Frage nach langfristigen Ernährungsmängeln stellen.

Wir sind mit einer globalen Entwicklung konfrontiert, die auch vor der DDR nicht haltgemacht hat und zu der unter den Gesichtspunkten Bedarf, Ernährung, Gesundheit, Genuß, neue Ernährungsgewohnheiten, Kaufkraft, verfügbare Rohstoffe usw. neue Entwicklungen betrieben werden.

Man kann das Kind nicht mit dem Bade ausschütten und *Hamburger* als die „fadesten Produkte auf dem Erdball“ oder als „schauderhafte Fleischmasseklumpen“ verteufeln. Dem widerspricht allein schon ihre Beliebtheit. Die Herausforderung liegt darin, das FF-Image mit sowohl schmeckenden als auch gesundheitlich empfehlenswerten Speisen zu verbinden, hedonische, ästhetische, physiologisch sinnvolle Alternativen zu entwickeln bzw. Rezepturen zu verbessern, ohne erhobenen Zeigefinger auf die neu entstehenden Bedürfnisse Einfluß zu nehmen, sie aus Einsicht in Notwendigkeit und Wandel zu wecken, zu lenken und zu befriedigen. Für das gestiegene Gesundheitsbewußtsein ist die kleine, leichte, bekömmliche, gesunde, vitaminreiche, der Figur dienliche „Mahlzeit“ traditionellen Gerichten durchaus gleichwertig, sie kann ihr sogar überlegen sein.

Literaturhinweise

[1] Anonym: Fast Food Praxis (1984) H. 4, S. 44—47; H. 5, S. 33—35, 42; H. 6, S. 27—29

[2] Anonym: Fast Food Praxis (1986) H. 4, S. 80—84

[3] Birkbeck, J. A.: Nutritional Analysis of Food Served at McDonald's Family Restaurants New Zeeland. Report N. Zeeland Nutr. Foundation 1985

[4] Carlsen, B. und G. Rasmussen: Zit. Food Sci. Technol. Abstr. **17** (1985) 7A 25

[5] Kausch, R. und H. Triebe: Der Handel **1984**, H. 4, 18—20

[6] J. MacDonald: Ernährung **9** (1985) 578

[7] Reckert, G.: The Impact of Advertising and Marketing on the Adoption of Fast Food in Germany. In: Measurement and Determinants of Food Habits and Food Preferences. J. M. Diehl und C. Leitzmann. EuroNut rep. 7, 1985

[8] RFZ-Rationalisierungs- und Forschungszentrum Gaststätten— Hotels—Gemeinschaftsverpflegung: Der neue Stand der Herausbildung von Vertriebslinien und der Produktentwicklung für die gastronomische Schnellversorgung in der DDR. Berlin 1983

[9] Scheffeldt, P. und A. Blumenthal: Ernährungs-Umschau **31** (1984), B40, B43

[10] Steller, W.: Ernährung **9** (1985) 489

[11] Steller, W.: Perspektiven eines neuen Marktes: Fast Food Schriftenreihe Verbrauchs- und Ernährungsforschung, Bonn, 1983

[12] Wexler, D. S.: Hotel- Gastgewerbe Rd.schau **24** (1984) 3, 62

Prof. Dr. habil. H. Haenel
Zentralinstitut für Ernährung
der AdW der DDR
A.-Scheunert-Allee 114/116
Bergholz-Rehbrücke, DDR-1505

E. Hielscher

Qualifizierung der Leitungstätigkeit durch den Einsatz von Computern im Bereich der Gemeinschaftsverpflegung

Täglich müssen im Bereich der Gemeinschaftsverpflegung große Mengen an Informationen erfaßt, verarbeitet und ausgewertet werden. Das betrifft die Speisenplanung und -kalkulation einschließlich der Nährwertberechnung bzw. -bilanzierung, die Planung, Erfassung und Abrechnung von Versorgungsleistungen, gesellschaftlichem Arbeitsvermögen, Produktivität und Kapazitätsauslastung, Kosten, Erlösen, Stützungen und innerbetrieblichen Warenbewegung sowie anderes mehr. Der Einsatz von Computern bei der Planung, Leitung und Organisation der Gemeinschaftsverpflegung bietet sich demzufolge geradezu an. Hinzu kommen günstige materiell-technische Voraussetzungen, da bei der ständig steigenden Anzahl von Computern in den Betrieben und Einrichtungen eine effektive Auslastung der Geräte nicht immer gewährleistet und somit eine Mitnutzung durch die Versorgungseinrichtungen oftmals möglich ist.

Für einen sinnvollen Einsatz von Computern wird anwenderspezifische Software benötigt, d. h. Programme bzw. Datenbanken, welche die Situation in der Gemeinschaftsverpflegung widerspiegeln und mit denen die in Frage kommenden Prozesse bearbeitet werden können. Software kann von den Betrieben selbst erarbeitet werden — das bietet sich vor allem bei einfachen Methoden der Datenverwaltung oder der Textverarbeitung an —, oder es können Lösungen leistungsstarker Softwarehersteller nachgenutzt werden.

Um die Nachnutzung bewährter Lösungen zu unterstützen, wurde im Januar 1987 im Rahmen der Wissenschaftlichen Sektion „Gesellschaftliche Speisenwirtschaft“ des Fachverbandes „Lebensmittelindustrie“ der Kammer der Technik eine Arbeitsgruppe „Arbeitsplatzbezogene automatisierte Informationsverarbeitung“ gebildet. Die Arbeitsgruppe hat sich zum Ziel gesetzt, vorhandene Lösungen aufzuspüren, hinsichtlich ihrer Nachnutzbarkeit zu prüfen und die nachnutzenden Betriebe und Einrichtungen zu unterstützen.

Am Beispiel der Zusammenarbeit mit dem Interessenverband Arbeiterversorgung Karl-Marx-Stadt/Mitte-Nord soll das näher erläutert werden.

Als nachnutzbare Lösungen sind die Programme „Warenrechnung" und „Lagerrechnung" der Handelshochschule Leipzig, Forschungsstelle für die Planung, Leitung und Organisation, und das Programm „Kalkulationsrechnung" der Handelshochschule, Sektion Gaststätten, ausgewählt worden. Davon ist das Programm Warenrechnung bereits verfügbar, und die Programme Lagerrechnung und Kalkulationsrechnung wurden 1987 fertiggestellt. Inhalte der Warenrechnung sind:

- der Nachweis der Leistungen in den einzelnen Phasen des Warenumschlages nach abgegrenzten Verantwortungsbereichen,
- Informationen über Handelsspannen,
- Vergleiche mit Richt- und Bestwerten sowie
- die Speicherung von Daten zur Gewinnung von Zeitreihen.

Inhalte der Lagerrechnung sind:

- der Nachweis des mengen- und wertmäßigen Warenumschlages nach abgegrenzten Verantwortungsbereichen,
- der Nachweis der Leergut- und Leihverpackungsbewegung,
- die Information über die Einhaltung von Bestandslimiten und die Ermittlung möglicher Bestellungen,
- Vergleiche mit Richt- und Bestwerten,
- die Kontrolle der Vertragsrealisierung durch die Handelspartner und
- der Ausdruck des Inventur-Sollbestandes nach Artikeln.

Das Programm Kalkulationsrechnung dient

- der Erfassung und Erarbeitung von Rezepturen und Kalkulationen einschließlich der Nährwertberechnung und -auswertung (Kalkulationshandbuch),
- der Speisenplanung,
- der Lebensmittelbedarfsermittlung (mit Anschluß an die Waren- und Lagerrechnung),
- der Abrechnung des Warenverbrauchs und der
- statistischen Auswertung.

Die Betriebe des Interessenverbandes sind über den Inhalt und die Vorteile der Anwendung der Programme informiert, und mit Unterstützung der Arbeitsgruppe der Kammer der Technik sind Anwenderschulungen und individuelle Beratungen durchgeführt worden. Die Versorgungseinrichtungen erhalten bei Bedarf zusätzliche Unterstützung bei der Anpassung ihrer betrieblichen Organisationslösungen an die bestehenden Programme. Im Herbst 1987 wurde ein Erfahrungsaustausch durchgeführt, bei dem die derzeit 6 Anwenderbetriebe des Interessenverbandes ihre Erfahrungen mit den Programmen austauschten und bei dem weitere Betriebe von den Vorteilen des Computereinsatzes überzeugt wurden.

Für das Jahr 1988 ist die Einführung der Programme Lagerrechnung und Kalkulationsrechnung vorgesehen.

Darüber hinaus werden die Leiter der Versorgungseinrichtungen über einfache Formen der Datenverwaltung, z. B. im Leistungsvergleich oder bei der betrieblichen Berichterstattung, und über die Möglichkeiten der Textverarbeitung informiert.

Dipl.-Ing. Päd. Elke Hielscher
VEB Erste Maschinenfabrik im
Kombinat Textima, PSF 716
Karl-Marx-Stadt, 9010

Die GfE informiert

5. Europäische Ernährungskonferenz Warschau 20.—23. Mai 1987

An der von der Federation of European Nutritional Societies (FENS) veranstalteten Tagung nahmen 470 Wissenschaftler aus 14 Ländern teil. 12 Themenkomplexe wurden in Vorträgen und Posterveranstaltungen behandelt.

In der Sektion „Lebensmittelqualität" wurden funktionelle Eigenschaften, Proteinwertigkeit, Fettwertigkeit in Abhängigkeit vom Gehalt an freien Radikalen, die Bestimmung von Spurenbestandteilen wie Vitaminen, Schadstoffen und die Erfassung von Ballaststoffen detailliert diskutiert. Diese Sektion verdeutlichte den Mangel an allgemein anerkannten Analysenverfahren für zahlreiche Lebensmittelinhaltsstoffe.

Die Sektion „Tiere im Ernährungsexperiment" verwies auf die Differenzen von Tiermodell und Mensch, die zumeist in quantitativer Hinsicht erheblicher zu Buche schlagen als in qualitativer Hinsicht. Herausgehoben wurde das Schwein als geeignetes Untersuchungsobjekt, insbesondere für Resorptionsversuche.

Die Vorträge zum Komplex „Lebensmittelverbrauch und Einschätzung des Ernährungszustandes" erläuterten nationale Strategien für die gesundheitsfördernde Ernährung und stellten die nationalen Besonderheiten entsprechend abweichender ökonomischer und anderer Bedingungen heraus. Repräsentative Befragungen von Bevölkerungsgruppen sind ein wesentliches Hilfsmittel, die Basiswerte für die Beurteilung der Ernährung der Bevölkerung zu erhalten. Zur verläßlichen Einschätzung des Ernährungs- und Gesundheitszustandes sind (aufwendige) klinisch-biochemische Untersuchungsprogramme unerläßlich, um Ernährungsweise, Nährstoffaufnahme und Gesundheitszustand korrelieren zu können. Beispielgebend erscheint hier eine Studie in der VR Ungarn, die immerhin 0,2 % der Bevölkerung erfaßt. Ein Poster von Kübler (BRD) stellte den Stand der nationalen Studie in der BRD vor. Zahlreiche Poster verdeutlichen das Streben nach breit anerkannten Verbrauchsnormen in allen Altersstufen, wobei den essentiellen Elementen Selen und Zink auf dieser Veranstaltung besonderes Augenmerk galt.

Die Sektion „Lebensmittel und Drogenwechselwirkungen" berücksichtigte insbesondere den Alkohol, ging aber auch auf andere Chemikalien (Nitrit, Pestizide, Antibiotika, Benzpyren) ein.

Weitere Sektionen beinhalteten Ernährungserziehung und Weiterbildung, europäische Lebensmittel- und Ernährungspraktiken, Ernährung und geistige Funktion (insbesondere polyungesättigte Fettsäuren, Immunbeeinflussung) sowie Ernährung und Krebs (keine neuen Ansätze, wohl aber eine kritische Bewertung epidemiologischer Studien von Trichopoulos), Ernährung und Stoffwechselkrankheiten (insbesondere Fettsäureproblematik), künstliche Ernährung, Energiebilanz bei Gesundheit und Krankheit und Spurenelemente.

Bis auf den Workshop „Energiebilanz" vermittelten die meisten der 40 Hauptvorträge keine neuen wesentlichen Einsichten. Belebend war die Posterveranstaltung mit 350 Beiträgen, hervorzuheben die Vielfalt der aufgezeigten Ergebnisse und das überdurchschnittliche Niveau im fachlichen Inhalt sowie die intensive Diskussion.

Der Preis der FENS wurde an Prof. B. Isaksson (Schweden) für seine grundlegenden Arbeiten zur klinischen Ernährung verliehen.

Als neuer Präsident der FENS wurde Prof. Berger (VR Polen) gewählt, als Generalsekretär Prof. Rerat (Frankreich), als Schatzmeister Prof. Leitzmann (BRD) und Prof. Schmandke (Bergholz-Rehbrücke, DDR) wiedergewählt. Die Gesellschaft für Ernährung in der DDR ist Mitglied der FENS.

Tagungsunterlagen können im Zentralinstitut für Ernährung, 1505 Bergholz-Rehbrücke, eingesehen werden, auch können Gesprächspartner aus dem Kreis der 20 DDR-Teilnehmer an der Veranstaltung vermittelt werden.

R. Macholz,
Bergholz-Rehbrücke

Sektion Ernährungswirtschaft

Bericht über den Jubiläumskongreß unserer Slowakischen Schwester-Gesellschaft

Die Kongresse der Slowakischen Gesellschaft für rationelle Ernährung (SGRE) haben eine lange Tradition. Der erste Kongreß fand 1957 statt. An den Veranstaltungen nahmen jeweils 250—400 Mitglieder teil, darunter etwa zwei Drittel Frauen. Die Konferenzteilnehmer — Mitarbeiter von Einrichtungen der gesellschaftlichen Speisenwirtschaft, von Betrieben der Lebensmittelindustrie, der Ministerien für Gesundheitswesen, Volksbildung, Landwirtschaft und Ernährung der Slowakischen Sozialistischen Republik (SSR), aus Hochschulen, Universitäten und wissenschaftlichen Instituten — erhielten stets einen Überblick über die Entwicklung der SGRE und der Ernährungssituation der Bevölkerung, wurden mit den aktuellen Aufgaben zur Gestaltung der Ernährungspolitik bekanntgemacht und erhielten Informationen über die Ergebnisse wissenschaftlicher Untersuchungen auf dem Gebiet des gesamten Ernährungskomplexes.

Dementsprechend gestaltete sich auch der XXX. Jubiläumskongreß der SGRE vom 23. bis 25. April 1987 in Tatranska Lomnica, der unter dem Thema „Die Ziele der Ernährungspolitik in den Beschlüssen des XVII. Parteitages der KPČ und die Optimierung der Bedingungen zu ihrer Realisierung“ stand. Damit setzte der XXX. Kongreß die schon mit dem XXIX. Kongreß begonnene Umsetzung der Beschlüsse des XVII. Parteitages fort. Zusammenfassend ist zu konstatieren, daß die Hinwendung zur Qualität der Finalerzeugnisse — der Lebensmittel und Speisen — sowie der Rohstoffe im Mittelpunkt stand, wobei gleichzeitig an die Qualität der Leitungen höhere Ansprüche gestellt werden. Die Hinwendung zur Qualität soll sich letztlich in der Entwicklung von Ernährungssituation und Ernährungsverhalten widerspiegeln.

J. Kanský, Stellvertreter des Vorsitzenden der Regierung der SSR, überbrachte dem Jubiläumskongreß die Grüße des ZK der KPS und der Regierung der SSR und würdigte in seiner Eröffnungsrede Verdienste und Bedeutung der SGRE für die Umsetzung der Ernährungspolitik von Partei und Regierung.

Aus dem Rechenschaftsbericht über die Aktivitäten der SGRE im letzten Jahr ist hervorzuheben, daß eine neue Sektion für Gerontologie die Arbeit aufgenommen hat, weil es sich als notwendig herausstellte, die Ernährungsprobleme der älteren Menschen stärker zu beachten.

Im folgenden wird über einige ausgewählte Probleme informiert, die auf dem XXX. Kongreß zur Sprache kamen.

Frau Doz. Dr. R. Vrábelová, Vorsitzende der SGRE und Stellvertreter des Ministers für Gesundheitswesen der SSR, gab einen Überblick über die Ernährungssituation. Mit durchschnittlich 12500 kJ je Person und Tag liegt in der SSR der energetische Verbrauch um rund 1000 kJ über der Empfehlung, und man könnte damit täglich 500000 Menschen mehr versorgen. Ein Drittel der Bevölkerung sei energetisch überernährt, darunter 30 bis 40% der Männer und 40 bis 50% der Frauen. Die Zahl der ernährungsabhängig erkrankten Bürger nehme zu. Um den Empfehlungen gerecht zu werden, sollte der Fett- und Zuckerverbrauch gesenkt werden. Außerdem sei es erforderlich, den Salzverbrauch von gegenwärtig 12 g/Person/Tag um die Hälfte zu reduzieren, die Aufnahme von Ballaststoffen und Vitamin C zu erhöhen und den Alkoholkonsum einzuschränken. Die Struktur der Nahrung müsse sich gründlich verändern.

I. Kajaba, Forschungsinstitut für Volksernährung, Bratislava, berichtete über Ergebnisse der seit 20 Jahren durchgeführten epidemiologischen Untersuchungen. Bei Kindern sei die Fettsucht um 2% angestiegen. Die Cholesterol- und Vitamin-C-Werte im Blut hätten sich bei Kindern nicht verändert. Bei Erwachsenen liegen jetzt die Cholesterolwerte um durchschnittlich 23% höher, und zwar bei Männern mehr als bei Frauen. Der Triglycerid-Spiegel ist bei Erwachsenen um 34% angestiegen, während der Vitamin-C-Gehalt im Blut gesunken ist. Die Hypertonie zeige steigende Tendenz. Darunter würden ein Drittel der erwachsenen Bevölkerung im produktiven Alter und 50% der im Rentenalter befindlichen Bevölkerung leiden. Der Verzehr von Fetten und Kohlenhydraten sei im Durchschnitt pro Kopf und Tag um 20 g Fett und 18 g Kohlenhydrate (insbesondere Zucker) abzubauen.

I. Laluha und R. Bednárik, Forschungsinstitut für Soziale Entwicklung und Arbeit, Bratislava, berichteten über die Untersuchung der Eßgewohnheiten von 4600 Probanden in 29 Orten. Dabei stellte sich heraus, daß nur 15% zielstrebig ernährungsbewußte Esser sind und der Typ der gleichgültigen Esser überwiegt. Die Untersuchungen hätten fünf „Erbsünden“ bei der Ernährung gezeigt:

— ungenügendes Frühstück (15% frühstücken gar nicht);
— Verteilung der Esseneinnahme auf zu wenig Mahlzeiten (nur 12% essen fünfmal täglich);
— übermäßige Konsumtion am Abend (40% sagten aus, daß sie erst abends richtig essen);
— übermäßiges Essen am Wochenende;
— schlechte Struktur der Nahrung (zu wenig Obst und Gemüse, zu viel Fett).

Nur 12% der Befragten lesen die populärwissenschaftliche Monatszeitschrift „Výziva a Zdravie“ der SGRE oder hören bzw. sehen bewußt Sendungen über Ernährungsfragen. Zu beachten sei auch, daß nur 20,3% geantwortet haben, daß sie die Erhöhung des Gehaltes bzw. Lohnes für die Verbesserung der Ernährung anwenden würden. Insgesamt wurde geschlußfolgert, es sei notwendig, ein neues Modell und neue Trends bei den Eßgewohnheiten zu gestalten.

L. Somogyi, Stellvertreter des Ministers für Handel in der SSR, wies darauf hin, daß sich der Anteil der Lebensmittel am Einzelhandelsumsatz (EHU) von 48% im Jahre 1985 auf 46% im Jahre 1990 verringern soll, wobei der EHU insgesamt im gleichen Zeitraum um 18% ansteigen wird. (Hierzu ist zu bemerken, daß der EHU für Tabakwaren in der ČSSR etwa 3 bis 3,5% vom gesamten EHU beträgt und im Unterschied zur DDR nicht zum EHU Lebensmittel zählt.) In diesem Zusammenhang bemerkte Somogyi, daß zu einer solchen Entwicklung, die gleichzeitig Fortschritte im Sinne der rationellen Ernährung bringen soll, eine umfangreiche Innovation bei Lebensmitteln und Industriewaren gehört und dabei auch die Deckung des Bedarfs, insbesondere bei langlebigen Industriewaren, eine große Rolle spielt. Ferner müsse die Struktur des Lebensmittelverbrauchs aus preislicher Sicht stärker beeinflußt werden. Unterschiedliche Leistungen im Arbeitsprozeß müßten in der Struktur der Konsumtion stärkeren Ausdruck finden.

In weiteren Ausführungen kündigte der Redner Maßnahmen an, die sich auf die Qualität der Gemeinschaftsverpflegung auswirken sollen. In Zukunft wird hier das Prinzip der wirtschaftlichen Rechnungsführung durchgesetzt (Erwirtschaftung von Gewinn, davon abhängige Prämierung) und die Verantwortung der Leiter erhöht. Ab 1. 1. 1988 werden zunächst experimentell vier und ab 1. 1. 1989 alle Organisationen der Gemeinschaftsverpflegung danach arbeiten. Bei diesem Prozeß wird gleichzeitig der Anteil der in diesen Betrieben administrativ tätigen Mitarbeiter von gegenwärtig 11% auf 8% gesenkt. Die eingesparten Lohnmittel sind für Prämien zu verwenden.

O. Šmrha, Gesellschaft für rationelle Ernährung in Prag, sprach über die Entwicklung des Bedarfs an tierischen Produkten. 25% der Ausgaben für Lebensmittel entfallen auf Fleisch und Fleisch-Erzeugnisse. Die preislichen Veränderungen bei Fleisch und Fleisch-Erzeugnissen haben sich zwar zunächst durch eine Senkung des Pro-Kopf-Verbrauchs (PKV) um rund 7 kg (von 86,6 kg 1981 auf 79,5 kg 1982) ausgewirkt, doch sei 1985 mit rund 86 kg wieder das ursprüngliche Verbrauchsniveau erreicht worden. Dabei ist der Naturalverbrauch von 9% 1980 auf 12,7% 1985 angestiegen. Das Bremsen des Wachstums bei Fleisch und Fleisch-Erzeugnissen (wie auch bei alkoholischen Getränken) müsse im Mittelpunkt der Aufmerksamkeit bei der künftigen Gestaltung der Ernährungspolitik stehen. Nur so sei der für das Jahr 2000 ins Auge gefaßte PKV von 90 bis 91 kg bei dieser Position einzuhalten. Bei dem hohen Anteil von Schweinefleisch sei die Senkung des Schlachtgewichts der Schweine unbedingt erforderlich.

P. Krásnik, Direktor des Instituts für Gesundheitserziehung, Bratislava, setzte sich mit der irrigen Auffassung auseinander, die einige Leiter der Spirituosen- und Tabakwarenindustrie noch haben. Diese denken, daß sie mit dem Gewinn aus ihren Erzeugnissen dem Staatshaushalt gute Dienste leisten. Es sei aber so, daß man für 1 Krone Gewinn aus Zigaretten und Spirituosen 2 bis 3 Kronen zur Beseitigung der gesundheitlichen Folgen ihres Konsums ausgeben müsse. Er wies u. a. auch auf Probleme hin, die in den Vorschuleinrichtungen im Zusammenhang mit den Eltern zu lösen sind. Die Kinder stehen um 6 Uhr auf, nur 20% der Kinder frühstücken zu Hause, die übrigen müssen bis 10 Uhr auf das erste Essen warten.

V. Balhar, Dekan der Fakultät für Handel der Hochschule für Ökonomie, Bratislava, sprach über Tendenzen der Eigenversorgung mit Lebensmitteln sowie des Imports und Exports. Dabei stellte er den Zusammenhang mit der gesamten Volkswirtschaft her und betonte, daß die Deviseneinnahmen wegen der unzureichenden Qualität der auf dem Außenhandelsmarkt angebotenen Finalprodukte ungenügend anwachsen. Insgesamt sei der Anteil der Importe an den Lebensmittelrohstoffen auf 6% gesunken, 3% der Lebensmittelrohstoffe werden exportiert. Einen sehr hohen Importanteil machen Getreide und Futtermittel (1 Mill. t jährlich) aus, die zum größten Teil in die Geflügelwirtschaft gehen. Der Import von Obst ging von 335 kt (1975) auf 219 kt (1985) zurück, darunter der von Südfrüchten von 91 kt auf 83 kt. Bei Gemüse werden kontinuierlich 100 kt importiert. Der Kaffeeimport hat sich zwischen 1970 und 1985 mehr als verdoppelt (Anstieg von 15 kt auf 32 kt). 1985 wurden 30 kt Fleisch und 50 kt Meeresfische importiert. Bedeutenden Exportanteil haben Malz (200 kt), Hopfen (7 bis 9 kt) und Bier (2 Millionen Hektoliter).

H. Groß, Vorsitzender der Sektion Ernährungswirtschaft, war Gast des Veranstalters. Er überbrachte dem Jubiläumskongreß die Grüße und Glückwünsche des Vorstandes der Gesellschaft für Ernährung und informierte in einem Vortrag über die in den Beschlüssen des XI. Parteitages der SED enthaltenen Ziele für die Ernährungspolitik in der DDR.

— Hegro —

Bericht über das wissenschaftliche Kolloquium zum Thema „Gebrauchswert — Qualität — Effektivität der Lebensmittel" in Modra, CSSR

Vom 5. bis 7. Mai 1987 fand in der Außenstelle Modra des Forschungsinstituts für die Lebensmittelindustrie Bratislava ein wissenschaftliches Kolloquium zur Problematik Gebrauchswert und Qualität der Lebensmittel sowie Effektivität ihrer Herstellung und Verwendung statt. Veranstalter waren die Gesellschaft für rationelle Ernährung der SSR, die GfE in der DDR, das ZfE und das Forschungsinstitut für die Lebensmittelindustrie in Bratislava. Etwa 20 Fachleute aus der SSR und DDR referierten und diskutierten zu 3 Themenkreisen mit dem Ziel, den Gebrauchswert von Lebensmitteln als eine wesentliche Voraussetzung für Effektivitätsbeurteilungen im Ernährungskomplex

— möglichst umfassend zu charakterisieren und in das ökonomische und naturwissenschaftliche Kategorien- bzw. Begriffsumfeld einzuordnen, •
— quantitativ zu bestimmen bzw. Ansätze dazu zu zeigen,
— im Stufenprozeß vom Rohstoff bis zum Endprodukt zu verfolgen.

Im Themenkreis 1 (Theorie der Kategorien Gebrauchswert, Qualität und Effektivität) wurden globale und auf das Ernährungsbedürfnis bezogene politökonomische Fragen der Effektivität, des Gebrauchswertes und der Qualität diskutiert sowie Teilaspekte der Effektivität vorgestellt. Schneider (Zentralinstitut für Ernährung der AdW, Rehbrücke) ging davon aus, daß das gesetzmäßige Anwachsen auch des Ernährungsbedürfnisses unter den aktuellen Bedingungen der umfassenden Intensivierung in der DDR auf das engste mit steigender Effektivität seiner Befriedigung verbunden sein müsse. Er unterstrich, daß die Betrachtung der Effektivität als sozialökonomisches Problem die inhaltliche Bestimmung des Ernährungsbedürfnisses als sozialökonomische und damit historische Kategorie voraussetze. Seine vorgeschlagene und diskutierte Definition (vgl. Ernährungsforschung 32 (1987), H. 3) führte unter anderem zu der Schlußfolgerung, daß das Ernährungsbedürfnis auf konkrete Lebensmittel sowie auf konkrete Formen ihrer Aneignung gerichtet sei. Aussagen zur Effektivität der Befriedigung des Ernährungsbedürfnisses dürften sich deshalb nicht auf ernährungsphysiologische Beurteilungen des Lebensmittelverbrauchs beschränken, sondern müßten auch die sozialökonomischen Ergebnisse und Konsequenzen berücksichtigen. Diese Ergebnisse wiederum würden aus dem Zusammenspiel von objektiven sozialökonomischen Verhältnissen und subjektivem Faktor (Ernährungsverhalten) sowie wesentlich vom Gebrauchswertniveau der Lebensmittel selbst bestimmt. Seine Erhöhung sei unter den Bedingungen umfassender Intensivierung untrennbar verbunden mit allseitiger Ressourceneinsparung und größerer Neuwertschöpfung, also mit Veredlung im umfassenden ökonomischen Sinne. Die sich hieraus ergebenden allgemeinen Anforderungen wurden durch die Ausführungen von Behling (Zentralinstitut für Bezirksgeleitete Industrie und Lebensmittelindustrie, Berlin) zur effektiven Veredlung von Lebensmitteln sowie zur Messung der Veredlungseffekte konkretisiert sowohl hinsichtlich der allgemeinen Anforderungen an die Gestaltung der Lebensmittelerzeugnisse als auch durch die konkreten Schwerpunkte der Veredlung in der Lebensmittelindustrie und der sich ableitenden Hauptrichtungen der wissenschaftlich-technischen Arbeit in den Kombinaten.

Šimuničová (Zentralinstitut für Volkswirtschaftsforschung, Bratislava) berührte in ihrem Beitrag (s. Themenkreis 3) das Problem, daß mit der immer besseren Erfüllung ernährungsphysiologischer Erfordernisse sozialökonomische Aspekte der Befriedigung des Ernährungsbedürfnisses im Zusammenhang mit der Effektivitätsbeurteilung in den Mittelpunkt treten, wodurch die Bedeutung der theoretischen Durchdringung sozialökonomischer Aspekte wachse. In diesem Zusammenhang wandte sie sich gegen eine ahistorische Betrachtungsweise des Gebrauchswertes von Lebensmitteln und betonte die Notwendigkeit, den Gebrauchswert am gesellschaftlichen Bedürfnis zu messen. Sie leitete aus dem historischen Charakter des Ernährungsbedürfnisses die Veränderlichkeit des Nutzens eines Lebensmittels ab.

Bei allgemeiner Anerkennung der Notwendigkeit, die sozialökonomischen Effekte möglichst weitgehend zu quantifizieren (gefordert von Strmiska, Forschungsinstitut für die Lebensmittelindustrie, Bratislava), wurden in der Diskussion unterschiedliche Auffassungen zum erreichbaren Umfang quantitativer Aussagen und zur Aussagekraft qantifizierter synthetischer Kennziffern geäußert.

Im Themenkreis 2 (Definition und Modell der Kategorien und Subkategorien des Gebrauchswertes sowie der Qualität der Lebensmittel) standen die Möglichkeiten der quantitativen Gebrauchswertbestimmung im Mittelpunkt, wobei die Qualität ein wesentliches Merkmal des Gebrauchswertes ist. Ausgehend von einer Systematisierung der Zusammenhänge zwischen Lebensmitteleigenschaften bzw. -beschaffenheit und Ernährungsbedürfnissen (vorgetragen von Strmiska) erörterte Ulbricht (Zentralinstitut für Ernährung der AdW der DDR, Rehbrücke) ein empirisches mathematisches Modell zur quantitativen Gebrauchswertermittlung. Quantitative Aussagen über den Nährwert, den sensorischen Wert, den Frischegrad, die Arbeitszeitdisponibilität bei der Zubereitung und die Beliebtheit von Kartoffelerzeugnissen (Salzkartoffeln, Pommes frites, Kartoffelpüreepulver und Kartoffelkloßmehl) wurden zu einer synthetischen Gebrauchswertkennziffer vereinigt, die geeignet erscheint, wesentliche Aspekte der Gebrauchswertgenese vom Rohstoff bis zum Endprodukt zu verfolgen. Ergänzt bzw. erweitert wurden diese Modellvorstellungen durch die Ausführungen von Lippold (Hochschule für Ökonomie, Berlin-Karlshorst) über die Einbeziehung von Daten der Zeitbudgetuntersuchungen (Zeitbedarf der Haushalte zur Speisenzubereitung sowie bei der industriellen und haushaltmäßigen Zubereitung von Fischspeisen) sowie von Wieland (Institut für Marktforschung, Leipzig) über die Marktbeobachtungen zu Verbraucheransprüchen z. B. bei Dauerbackwaren und Käse. Wieland empfahl eine Prioritätenskala der Gebrauchseigenschaften der einzelnen Lebensmittel als eine wichtige Ausgangsbasis für Modelluntersuchungen. Die Ausführungen von Behling (s. Themenkreis 1) tangieren die Modellvorstellungen zur Gebrauchswertberechnung insofern, als dort eine Methode zur Messung des Gebrauchswertes vorwiegend unter Berücksichtigung von Gebrauchswertanforderungen der Lebensmittelindustrie zur effektiven Verwertung der Produkte entwickelt wurde.

Im Themenkreis 3 (Definition und Modell der Effektivität der Lebensmittelbereitstellung) reichten die Probleme von der Qualitätsverbesserung der landwirtschaftlichen Rohstoffe über die Veredlung und Verlustsenkung bis hin zu Fragen der Dämpfung des Mengenkonsums der Bevölkerung durch planmäßige Gebrauchswertentwicklung sowie politökonomischen Betrachtungen zur optimalen Gestaltung von Bedürfnisstrukturen und -proportionen.

Einleitend stellte Groß (Zentralinstitut für Ernährung der AdW, Rehbrücke) Überlegungen über die Kompliziertheit sowohl der Ausarbeitung eines Modells der Effektivität der Lebensmittelbereitstellung als auch der Gewinnung der erforderlichen Modelldaten an.

Er verwies insbesondere auf die notwendige Komplexität eines solchen Modells und forderte die möglichst perfekte Widerspiegelung der objektiven Realität, wenngleich es sich zunächst auf das praktisch Machbare zu konzentrieren gilt.

Unter den Teilnehmern des Kolloquiums herrschte weitgehend Einigkeit darüber, daß ein wichtiges Kennzeichen hoher Effektivität eine bedarfsgerechte Lebensmittelbereitstellung sei. Diese setze eine hohe Qualität landwirtschaftlicher Rohstoffe voraus. Köbel (Institut für Agrarökonomie der AdL, Neetzow) beschäftigte sich deshalb mit wichtigen Aspekten der Qualitätssteigerung der Fleisch- und Milchproduktion in der DDR-Landwirtschaft, insbesondere mit Fragen der ökonomischen Stimulierung hoher Qualität über den Preis, wie dies mit der Agrarpreisreform begonnen worden sei. Dabei gehe es vor allem um eine stärkere Preisdifferenzierung für unterschiedliche Qualitäten.

Auf konkrete Möglichkeiten zur Erhöhung der Effektivität des Stoff-Flusses durch höhere Veredlung landwirtschaftlicher Rohstoffe machte Pfaff (Zentralinstitut für Ernährung der AdW, Rehbrücke) anhand von Untersuchungen zur Kartoffelveredlung aufmerksam. Er stellte heraus, daß aus dem strukturell und qualitativ nicht befriedigten Bedarf und den hohen Aufwendungen in der Kartoffelerzeugung die dringende Notwendigkeit resultiere, die Katoffeln stoffwirtschaftlich besser zu nutzen. Das könnte durch einen höheren Anteil an Kartoffelveredlungserzeugnissen erreicht werden, da hier nach vorliegenden Modellrechnungen das Verhältnis von Gebrauchswerterzeugung zu stofflichem Aufwand höher ist als z. B. bei Salzkartoffeln.

Hedrich (Zentralinstitut für Ernährung der AdW, Rehbrücke) erörterte den Zusammenhang von stoffwirtschaftlichen Verlusten und Effektivität im ernährungswirtschaftlichen Reproduktionsprozeß. Nach einer Diskussion zum Inhalt der Kategorie Verluste stellte er Ergebnisse produktbezogener Verlustuntersuchungen im gesamten Reproduktionsprozeß von der landwirtschaftlichen Rohstofferzeugung bis zur Konsumtion (Obst, Gemüse, Speisekartoffeln) sowie bereichsbezogener Verlustuntersuchungen (betriebliche Gemeinschaftsverpflegung, Schülerspeisung) vor. Diese zeigen Möglichkeiten zur bedeutenden Senkung stoffwirtschaftlicher Verluste und damit für die Erhöhung der Effektivität im Ernährungskomplex der DDR.

Schilling und Moßler (Handelshochschule Leipzig) stellten zu Beginn ihrer Überlegungen zum Zusammenhang von Gebrauchswertentwicklung und Dämpfung des Mengenkonsums bei Lebensmitteln fest, daß die Produktion von Lebensmitteln mit hohem Gebrauchswert unmittelbar den Kern der sozialistischen Ökonomie — die immer bessere Befriedigung der materiellen und kulturellen Bedürfnisse des Volkes — berührt. Dabei stelle sich die immer bessere Befriedigung des wachsenden Ernährungsbedürfnisses zunehmend als ein Problem der Höherentwicklung der Gebrauchswerte dar. Diese Gebrauchswertentwicklung ermögliche, im gesellschaftlichen Interesse auf die Bedürfnisentwicklung aktiv einzuwirken, so z. B. auf die Dämpfung des Mengenkonsums. Im Rahmen der Grundprinzipien der Wirtschafts- und Sozialpolitik in der DDR wurden Überlegungen zur besseren Ausnutzung der Wechselbeziehungen von Gebrauchswert und Wert bei der Preisgestaltung für Lebensmittel angeregt.

Die Ausführungen von Simunicová zur Messung der Effektivität des Primärverbrauchs von Lebensmitteln gingen davon aus, daß diese nur unter Beachtung des gesamten Systems der Bedürfnisse erfolgen könne. In Anlehnung an den sowjetischen Ökonomen Waltuch schlug sie eine Methode zur quantitativen Bestimmung optimaler Proportionen zwischen den Bedürfnissen unter besonderer Berücksichtigung des Ernährungsbedürfnisses vor. Mit dem Hinweis auf eine erforderliche weitere Verbesserung des mathematischen Modells wurden erste Berechnungsergebnisse vorgelegt und interpretiert.

Das bilaterale Kolloquium hat mit seinen Vorträgen, Diskussionen und Schlußfolgerungen den internationalen Erfahrungsaustausch gefördert und Ansätze für weitere gemeinsame Arbeiten gezeigt. Die internationale Zusammenarbeit hat sich im vorliegenden Falle besonders bewährt, da dadurch die Möglichkeiten zur Lösung der anstehenden Problematik bei den stark begrenzten Bearbeitungskapazitäten in jedem unserer Länder wesentlich erweitert werden konnten.

G. Ulbricht, H.-O. Schneider

Sektion Humanernährung

Am 17. 3. 1987 fand in Berlin die nunmehr 6. Vortragstagung der Serie „Ernährung aktuell“, veranstaltet von der Sektion Humanernährung der Gesellschaft für Ernährung in der DDR, zu dem Thema „Sind Ballaststoffe Ballast?“ statt. Die Redaktion bat in diesem Zusammenhang den wissenschaftlichen Leiter der Tagung und Vorsitzenden der Sektion Humanernährung, Herrn Dr. sc. F.-K. Grütte, um Beantwortung einiger Fragen.

Redaktion: Gleich in medias res, Herr Dr. Grütte, sind nun Ballaststoffe Ballast?

Dr. Grütte: Nicht im Sinne von unnütz, funktionslos, belastend! Wenn schon Sandsäcke für den Ballonfahrer so lange eine Funktion haben, bis sie, um Höhe zu halten, abgeworfen werden, so ist die Bedeutung der Bestandteile der Nahrung, die allgemein unter diesem Begriff zusammengefaßt werden, noch ungleich größer. Ihren Namen haben sie erhalten, weil ursprünglich angenommen wurde, sie würden unverändert den Darm passieren und wieder ausgeschieden werden. Wenn dies auch nur für einen Teil zutrifft, die meisten in unteren Darmabschnitten bakteriell umgesetzt werden und damit zunächst zum Energiehaushalt des Menschen beitragen können, sollte der Begriff „Ballaststoffe“ nach unserer Meinung doch bestehen bleiben, weil er sich inzwischen fest eingeprägt hat und andere Bezeichnungen, wie Faserstoffe, Rohfaser usw., diese Stoffgruppe auch unzureichend charakterisieren.

Redaktion: Worin liegt nach Ihrer Meinung die Aktualität dieses Themas?

Dr. Grütte: Abgesehen davon, daß wir zu den Tagungen unserer Sektion gerne Querschnittsfragen behandeln, bei der vorletzten Veranstaltung stand z. B. das Kochsalz im Mittelpunkt, sind die vorwiegend in pflanzlichen Produkten als Hemicellulosen, Cellulose, Pektine und Polysaccharide anzutreffenden Ballaststoffe doch zunehmend Gegenstand wissenschaftlichen und populärwissenschaftlichen Interesses geworden. So wissen wir heute recht gut Bescheid, wie die einzelnen Ballaststoffe in Abhängigkeit von ihrer Struktur in die Verdauungsprozesse eingreifen und dabei die Passagegeschwindigkeit des Nahrungsbreies durch den Magen-Darm-Trakt, den Wasseraustausch und die Nährstoff-Ausnutzung beeinflussen können. Es schien uns an der Zeit, das derzeitige Wissen über die Funktion und Wirkungsweise dieser sehr heterogenen Stoffgruppe zu vermitteln, die aktuelle Situation betreffend Angebot und Verzehr der Ballaststoffe mit unserer Nahrung, insbesondere unter den Bedingungen der DDR, einzuschätzen und geeignete Schlußfolgerungen abzuleiten.

Redaktion: Das widerspiegelte sicher auch die Zusammensetzung des Auditoriums dieser Tagung?

Dr. Grütte: Unter den 200 Teilnehmern waren Ernährungswissenschaftler, Ärzte, Hoch- und Fachschullehrer, Diätassistentinnen, Mitarbeiter der weit über die DDR verstreuten Kabinette für Gesundheitserziehung und der Bezirkshygiene-Institute besonders stark vertreten. Aber auch die Institute der Lebensmittelindustrie und der Handel sowie die Presse waren der Einladung gefolgt. Uns liegt bei den Veranstaltungen dieser Reihe auch besonders an den sogenannten Multiplikatoren, die die neuen gesicherten Erkenntnisse schnell praxiswirksam werden lassen sollen.

Redaktion: Wie ist der Ballaststoff-Verzehr der DDR-Bevölkerung einzuschätzen?

Dr. Grütte: Wie in allen industriell entwickelten Ländern, ist auch bei uns der Anteil von Ballaststoffen in der Kost gegenüber früheren Zeiten zurückgegangen. Er kann mit z. Z. ca. 20 bis 25 g pro Person und Tag im Durchschnitt der Bevölkerung nicht befriedigen. Erhebliche Anstrengungen sind erforderlich, um schrittweise auf wünschenswerte 35 bis 40 g zu kommen.

Redaktion: Welche gesundheitlichen Risiken können aus einem unzureichenden Ballaststoff-Verzehr resultieren?

Dr. Grütte: Herr Prof. Vetter, Leiter der Forschungsklinik des Zentralinstituts für Ernährung, ist auf derartige Risiken ausführlich eingegangen. Vor allem können Verstopfungen, über die heute etwa jeder dritte Mitteleuropäer klagt, die Folge sein. Bei chronischem Verlauf sind sie meist der Auslöser für weitere Funktionsstörungen und Erkrankungen, zu denen Brüche am Zwerchfell und an den Leisten, Krampfadern und Hämorrhoiden zählen. Auch der Dickdarmkrebs ist mit einer Kost, die ballaststoffarm, dabei meist auch fett- und fleischreich ist, in Zusammenhang zu bringen. Ausreichend hohe Ballaststoff-Anteile in der Kost können andererseits zu einer Senkung des Blutcholesterolspiegels und damit des Arterioskleroserisikos beitragen. Manche Ballaststoffe können schließlich eine Verzögerung der Glucose-Absorption mit nachfolgender Dämpfung der Insulin-Sekretion bewirken, eine für den Diabetiker sehr erwünschte Eigenschaft.

Redaktion: Welche wesentlichen Schlußfolgerungen würden Sie aus den Ergebnissen dieser Vortragsveranstaltung einschließlich der abschließenden Podiumsdiskussion mit Vertretern aus dem Gesundheitswesen und der Industrie ziehen?

Dr. Grütte: Sicher werden wir nicht zu einer Kost zurückkehren können, wie sie Herr Prof. Haenel, Zentralinstitut für Ernährung, in seinem Beitrag „Ballaststoffverzehr und Ernährung aus historischer Sicht" am Beispiel preußischer Grenadiere beschrieb.

Insbesondere aus den Darstellungen von Herrn Dr. Groß, Zentralinstitut für Ernährung, und von Herrn Dr. Pietsch, Leiter des Referenzlaboratoriums für diätetische Lebensmittel, Dresden, ging aber recht deutlich hervor, wo die Reserven für eine schrittweise Anreicherung unserer Kost mit ballaststoffreicheren Lebensmitteln liegen. Von ganz wesentlicher Bedeutung ist dabei eine Anhebung des Brotverzehrs, der u. a. durch eine weitere Umsetzung des Spezialbrotsortiments, d. h. durch eine weitere Verbesserung des Angebots eines attraktiveren, vielfältigeren, ballaststoffreichen Brot- und Backwaren-Sortiments erheblich begünstigt werden könnte. Wenn dann auch die noch bestehenden Lücken im ganzjährigen Obst- und Gemüse-Angebot in den nächsten Jahren aufgefüllt werden, wird die Zusammenstellung einer ballaststoffreicheren Kost, die gleichzeitig in den Fett- und Zuckeranteilen verringert ist, in den Haushalten, aber auch in den Einrichtungen der Gesellschaftlichen Speisenwirtschaft noch leichter werden, als das jetzt schon für denjenigen ist, der eine bewußte gesundheitsfördernde Lebensmittelauswahl vornehmen möchte.

Sicher wird auch diese Veranstaltung zu einer weiteren Vertiefung des Wissens um die Grundlagen und Zusammenhänge einer gesunden Ernährung in der Bevölkerung beigetragen haben. Doch es ist weiterhin viel zu tun, und so werden wir diese Veranstaltungsserie mit jährlichen Vortragstagungen zu ähnlich wichtigen Themen fortsetzen.

Aus dem Jahresbericht der GfE 1987

1. Tätigkeit des Vorstandes

Im Berichtszeitraum wurden 4 Vorstandssitzungen, eine davon zweitägig, durchgeführt. Im Mittelpunkt dieser Zusammenkünfte standen folgende Schwerpunkte:

— Diskussion zu wissenschaftlichen Problemen (Erarbeitung von Stellungnahmen; Auswertung von Tagungen usw.)
— Auswertung zentraler Dokumente/Materialien des Ministeriums und des Generalsekretariates; Präsidiumssitzungen der Gesellschaft für die gesamte Hygiene; Koordinierungsrat; XIII. Bauernkongreß;
— Vorbereitung von wissenschaftlichen Veranstaltungen, insbesondere Tagung der Gesellschaft für die gesamte Hygiene „Wissenschaftlich-technischer Fortschritt" sowie Jahrestagung der GfE „Ernährung — Gesundheit — Lebensweise" im Jahre 1989.
— Konzeptionelle Beratungen zur Gestaltung der Arbeit der GfE
— Aufgaben im Rahmen der internationalen Zusammenarbeit
— Erarbeitung einer Chronik der GfE
— Nutzung der Zeitschrift „Ernährungsforschung"
— Finanzplanung und Einhaltung der Finanzordnung

2. Wissenschaftliche Veranstaltungen

Sektion Tierernährung

— Jahrestagung der Sektion vom 18. bis 20. 11. 1987 in Neubrandenburg zum Thema „Probleme der Qualitätssicherung in der Ernährung landwirtschaftlicher Nutztiere"
— Lehrgang zu Fragen der Aminosäureanalytik am 17. und 18. 3. 1987 in Rostock
— Lehrgang mit Erfahrungsaustausch im Rahmen eines Vitamin- und Ergotropikaworkshops in Reinhardsbrunn vom 28. 9. bis 1. 10. 1987

Sektion Krankenernährung

— 16. Jahrestagung zum Thema „Nahrungszusatzstoffe und ihre Bedeutung in der Diätetik" in Berlin am 3. 11. 1987

Sektion Humanernährung

— 6. Vortragstagung der Serie „Ernährung aktuell" zum Thema „Sind Ballaststoffe Ballast" am 17. 3. 1987 in Berlin
— Arbeitstagung der Themengruppe „Ernährung im Säuglings- und Kleinkindalter" am 12. und 13. 11. 1987 in Bad Saarow

Sektion Ernährungswirtschaft

— Jahrestagung zum Thema „40 Jahre Gemeinschaftsverpflegung" vom 12. bis 14. 10. 1987 in Friedrichsbrunn

Sektion Parenterale und Sondenernährung

— 4. Symposium für klinische Ernährung und Stoffwechselfragen zum Thema „Erfassung der Gefährdungslage bei klinischen Patienten und Konditionierung durch Ernährungstherapie" vom 2. bis 5. 11. 1987 in Oberwiesenthal

3. Praxiswirksame Leistungen

— Probenahmelehrgang der Sektion Tierernährung als thematische Diskussionstagung; Erarbeitung einer Empfehlung zur Probenahme für Untersuchungen der Tierernährung-Fütterung.
— Stellungnahme der GfE, Sektion Humanernährung, nach nochmaliger Überarbeitung zu „Reduzierung des Kochsalzverzehrs in der DDR". Veröffentlichung in der „Ernährungsforschung".
— Erarbeitung von Arbeitsmaterialien im Rahmen der AG „Fortbildungsreihe Ernährung aktuell" und AG „Ernährungslehre in der Aus- und Weiterbildung", Sektion Humanernährung.
— Studien zu „Ca, P, Vitamin D in der Ernährung des Menschen" sowie „Die Beurteilung des Ernährungszustandes des Menschen — Methoden, Möglichkeiten, Grenzen"

— Zuarbeit zur Studie „Grundorientierung der künftigen Ernährungspolitik in der DDR bis zum Jahre 2000"
— Stellungnahme der GfE, Sektion Humanernährung, zu „Erhöhung des Ballaststoffanteils in der menschlichen Kost"
— Erarbeitung eines Manuskriptes „Diät bei Magen- und Darmerkrankungen"; Verlag Volk und Gesundheit, Berlin
— Vorbereitung der gastroenterologischen Grunddiäten für den Personalcomputer durch die AG „Diätempfehlungen", Sektion Krankenernährung
— Herausgabe des Lehrbuches „Krankenernährung" beim Verlag Volk und Gesundheit, Berlin
— Erweiterung des Angebotes an Diäthinweisen für spezielle Diäten von der AG „Diätempfehlungen", Sektion Krankenernährung
— Durchführung von Fortbildungsveranstaltungen für Krankenschwestern und Krankenpfleger sowie Bereitstellung von entsprechenden Studienunterlagen
— Erarbeitung einer verbindlichen Arbeitsrichtlinie über die Durchführung der Ernährungsdiagnostik
— Herstellung einer Dia-Serie über die praktische Durchführung der Ernährungsdiagnostik für Krankenschwestern der DDR

4. Internationale Arbeit

— Mitarbeit im FENS-Council durch Prof. Schmandke, stellv. Vorsitzender der GfE
— Mitarbeit im Rahmen der JUNS im Committee „Nutrition of Pigs" der Commission V: Nutrition of Animals durch Prof. Gebhardt, Vorsitzender der GfE
— Teilnahme einer Delegation am FENS-Kongreß 1987 in Warschau
— Teilnahme einer Delegation am Fortbildungskurs der Europäischen Gesellschaft für Parenterale und Enterale Ernährung in Budapest
— Vorbereitung des X. Kongresses der Europäischen Gesellschaft für Parenterale und Enterale Ernährung (ESPEN) 1988 in Leipzig
— Teilnahme am 5. Internationalen Symposium der EAAP zum Thema „Eiweißstoffwechsel und Ernährung" in Rostock
— Teilnahme einer Delegation an der Weiterbildungsveranstaltung der Gesellschaft für rationelle Ernährung der ČSSR in Modra/ČSSR
— Teilnahme am 30. Kongreß der Slowakischen Gesellschaft für rationelle Ernährung.

W. Rödel

Personalia

Wir gratulieren

85 Jahre
Dipl. rer. pol. Ruth Fabisch
Berlin Niederschönhausen, 12. 03. 1988

60 Jahre
Dr. agr. habil. Otto Knabe
Paulinenaue, 28. 03. 1988

Prof. Dr. sc. agr. Günter Gebhardt
Berlin-Meinersdorf, 06. 04. 1988

Aus anderen Zeitschriften

Was ist Verhaltenstherapie?

Eine kurze Beschreibung der Körpergewichtskontrolle durch das Verhalten

Unter diesem Titel veröffentlichten A. J. Stunkard und H. C. Berthold [Am. J. Clin. Nutrit. **41** (1985) 821] 49 der am häufigsten verwendeten Elemente einer Verhaltenstherapie zur Gewichtskontrolle, die sie aus 5 der verbreitetsten Veröffentlichungen zu diesem Thema herausgezogen haben.

Generell gelten 5 Grundcharakteristiken für dieses relativ neue Feld der Verhaltenstherapie:

1. Alles Verhalten, normal oder abnormal, wird nach bestimmten definierbaren Prinzipien erworben und aufrechterhalten.
2. Man beschreibt die Leute am besten an Hand ihres Verhaltens — was sie denken, fühlen, tun.
3. Maßnahmen zur Verhaltenstherapie sollten so genau wie möglich angegeben, die Ergebnisse so objektiv wie möglich bewertet werden.
4. Verhaltenstherapie ist individuelle Behandlung.
5. Die Behandlung sollte auf eine gewisse Dauer — bei kritischer Bewertung — durchgeführt werden.

Die Verhaltensprinzipien für eine Körpergewichtskontrolle werden nach 7 Kategorien geordnet:

1. Essensreizkontrolle

1.1. Einkauf
— Kaufe Lebensmittel nach dem Essen ein.
— Kaufe nach einer Liste ein.
— Meide sofort verzehrsfertige Lebensmittel.
— Trage nicht mehr Geld bei Dir, als nach der Einkaufsliste erforderlich ist.

1.2. Pläne
— Mache einen Plan zur Einschränkung des Essens.
— Ersetze Zwischenimbisse durch körperliche Bewegung.
— Verzehre Mahlzeiten und Imbisse nur zu festgesetzter Zeit.
— Nimm keine Lebensmittel von anderer Seite an.

1.3. Aktivitäten
— Bewahre Lebensmittel außer Sichtweite auf.
— Verzehre alle Lebensmittel am gleichen Ort.
— Entferne Lebensmittel aus unpassenden Aufbewahrungsplätzen im Haus.
— Halte Schüsseln und Töpfe zum Anrichten weg vom Tisch.
— Verwende kleines Eßgeschirr und kleinere Eßgeräte.
— Vermeide es, die Speisen selbst zu servieren.
— Verlasse den Tisch unmittelbar nach dem Verzehr.
— Hebe nichts Übriggebliebenes auf.

1.4. Urlaub und Gesellschaften
— Trink weniger alkoholische Getränke.
— Plane Dein Verzehrsverhalten vor der Teilnahme an einer Gesellschaft.
— Iß einen kalorienarmen Imbiß vor der Teilnahme an einer Gesellschaft.
— Weise auf höfliche Weise angebotene Lebensmittel zurück.
— Sei durch einen gelegentlichen Rückschlag nicht entmutigt.

2. Eßverhalten
— Lege nach jedem Bissen die Gabel hin.
— Kaue gründlich vor dem Abschlucken.
— Bereite zu einem Zeitpunkt nur eine Portion der Lebensmittel zu.
— Lasse einige Speisenreste auf dem Teller liegen.
— Mache mitten in der Mahlzeit eine Pause.
— Tue nichts anderes, während Du ißt (lesen, fernsehen . . .)

3. Belohnung
— Bitte Familie und Freunde um Hilfe.
— Veranlasse Familie und Freunde, ihre Hilfe in Form von Lob und kleinen Belohnungsgeschenken zu gewähren.
— Benutze Selbstkontrolle-Aufzeichnungen als Grundlage für Belohnungen.
— Plane spezielle Belohnungen für spezielle Verhaltensweisen (Verhaltensverträge).

4. Selbstkontrolle
— Führe Ernährungstagebücher, die beinhalten
• Zeit und Ort des Essens,
• Art und Menge des Lebensmittels,
• Wer ist anwesend/wie fühlst Du Dich.

5. Ernährungserziehung
   — Benutze das Ernährungstagebuch, um Problemfelder zu erkennen.
   — Mache kleine Veränderungen, die Du fortsetzen kannst.
   — Erlerne den Nährwert von Lebensmitteln.
   — Vermindere den Fettverzehr, steigere den Verzehr komplexer Kohlenhydrate.
6. Körperliche Aktivität
6.1. Routinetätigkeit
   — Steigere die Routineaktivität.
   — Benutze häufiger Treppen.
   — Führe Protokoll, welche Strecken Du täglich gelaufen bist.
6.2. Körperübungen
   — Fange mit einem leichten Übungsprogramm an.
   — Führe Protokoll über die täglichen Körperübungen.
   — Steigere Körperübungen sehr allmählich.
7. Kognitive Restrukturierung (die Anwendung der kognitiven Therapie zur Modifizierung negativer und pessimistischer Erkenntnisse)
   — Vermeide es, unrealistische Ziele zu setzen.
   — Denke an Fortschritte, nicht an Unzulänglichkeiten.
   — Vermeide Imperative wie „immer" und „niemals".
   — Setze negativen Gedanken rationale neuerliche Darstellungen entgegen.
   — Setze Dir Gewichtsziele.

Erfolgreiche Bekämpfung unerwünschten Körperfettes beschränkt sich nicht auf die Empfehlung FdH, „Friß die Hälfte", sondern sie setzt eine grundsätzliche Veränderung des Essensverhaltens, der Einstellung zum Essen voraus. Dazu können diese 49 Elemente wesentliche Hilfen geben. Da Verhaltenstherapie, und gerade die vom Betroffenen selbst in die Wege geleitete, immer eine individuelle Aufgabe ist, liegt es im Ermessen des einzelnen, von welchen dieser Maßnahmen er sich Erfolg verspricht. Um zum Erfolg zu kommen, schließt eine Änderung des Ernährungsverhaltens auch eine Änderung der Kost nach Menge und Art ein. Dazu haben wir uns kürzlich in dieser Zeitschrift geäußert (H. Haenel: Einfache praktische Empfehlungen zur gesunden Ernährung bei Übergewicht: die Schlankheitskost; Ernährungsforschung **31** (1986) 150).

H. Haenel

Tagungsankündigung

Die Sektion Ernährungswirtschaft führt ihre diesjährige wissenschaftliche Veranstaltung zum Thema „Veredlung von Rohstoffen und gesunde Ernährung" am 27. und 28. September 1988 in der Stadthalle Görlitz durch (Anreise 26. 9. 1988). Der Schwerpunkt der Plenarvorträge wird sich auf die materialökonomische Nutzung und die Veredlung von landwirtschaftlichen Rohstoffen zu Nahrungsmitteln mit hohem Gebrauchswert richten, die gleichzeitig in umfassender Weise die gesundheitsfördernde Ernährung unterstützen. Vorschläge für praxisorientierte Kurzvorträge werden erwartet; sie sind an die Sektion Ernährungswirtschaft der Gesellschaft für Ernährung in der DDR, Arthur-Scheunert-Allee 155, Bergholz-Rehbrücke, 1505, zu richten.

Dr. G. Pfaff

Buchankündigung

Im Rahmen der Wissenschaftlichen Zeitschrift der Wilhelm-Pieck-Universität Rostock erschien Ende des Jahres 1987 eine Broschüre unter dem Thema — Standortbestimmung und Empfehlungen auf der Grundlage des interdisziplinären Expertensymposiums „Ernährung und orale Erkrankungen", veranstaltet von der Gesellschaft für Kinderstomatologie der DDR, der HFR „Karies und Periodontalerkrankungen" und der Gesellschaft für Ernährung in der DDR vom 4. bis 7. 11. 1985 in Lindow.

Unter der Leitung von Prof. Dr. sc. med. H.-J. Maiwald, OMR Prof. Dr. sc. med. W. Künzel und Prof. Dr. H.-A. Ketz nahmen Vertreter der Wissenschaftsgebiete Ernährung, Stomatologie, Gesundheitserziehung, Ernährungshygiene und Biochemie teil sowie Vertreter der Nahrungsmittelindustrie und des Warenzeichenverbandes „Diätetische Erzeugnisse". Es wurden drei Schwerpunkte diskutiert: 1. Zucker und plaquebedingte orale Erkrankungen, 2. Möglichkeiten der Verringerung der Kariogenität von Nahrungsmitteln und 3. Ernährungsgewohnheiten und die Einflußnahme durch Ernährungslenkung.

In der vorliegenden Zusammenstellung sind einige Beiträge des Symposiums in entsprechender Aktualisierung abgedruckt sowie auch das erarbeitete Schlußdokument. Es soll allen an dieser Problematik Mitarbeitenden in der Forschung und Entwicklung sowie in der Praxis als eine wirksame Arbeitsgrundlage dienen. Bestellungen an: Wilhelm-Pieck-Universität Rostock, Abt. Wissenschaftspublizistik, Vogelsang 13/14, Rostock, DDR-2500 (Preis ca. 15,— M).

Aktuelle Informationen

Aus anderen Zeitschriften

Nährstoffaufnahme in einem Großstadt-Bereich im Vergleich der Jahre 1973/74 und 1980/82 anhand der Minnesota-Herz-Studie

In einer Veröffentlichung von A. R. Folsom und Mitarbeitern [Am. J. Clin. Nutr. 45 (1987), S. 1533—1540] wird darauf hingewiesen, daß die deutliche Abnahme der koronaren Herzkrankheiten in den USA seit den späten 60er Jahren zu einem wesentlichen Teil auf drastische Änderungen in den Ernährungsgewohnheiten der USA-Bürger in den letzten 20 Jahren zurückzuführten sei. Die Minnesota-Herz-Studie dokumentiert anhand von 2 epidemiologischen Untersuchungen, die unter vergleichbaren methodischen Bedingungen im Abstand von 7 Jahren durchgeführt wurden, Veränderungen der Nährstoffaufnahme bei Erwachsenen eines Großstadtbereiches in Minneapolis. In die Untersuchungen waren 1973/74 272 Frauen und 242 Männer und 1980/82 741 Frauen und 686 Männer einbezogen.

Die Studie ergab eine signifikante Abnahme der Nahrungsenergieaufnahme bei Männern, und zwar um 8,5%. Hierbei wurden von allen Nährstoffen 5 bis 6% weniger verzehrt. Der P/S-Quotient (Verhältnis von polyungesättigten zu gesättigten Fettsäuren), der mit 0,5 recht hoch liegt, hat sich kaum verändert. Bei den Frauen waren diese Abnahmen deutlich geringer (—2,7 bis —3,7%) und in keinem Falle signifikant.

Der Gesamtcholesterolgehalt des Blutserums verringerte sich bei Männern und Frauen signifikant um 3,4%. Der Anteil der einzelnen Nährstoffe an der Gesamtaufnahme von Nahrungsenergie ist in beiden Perioden etwa gleich geblieben.

Im Vergleich zu größeren nationalen Studien der USA sind diese Unterschiede ausgeprägter, und die Frage, ob dies auf methodischen Unterschieden beruht oder aber regionale Differenzen in den Änderungen der Nährstoffaufnahme sichtbar macht, bleibt unbeantwortet.

Zum Stand der Kenntnisse über Nahrungsmittel-Allergien und Pseudo-Allergien sowie über nahrungsmittel-induzierte Histaminose

Diesem aktuellen Fragenkomplex widmet die „Münchener Medizinische Wochenschrift" [Bd. 129 (1987), Nr. 28] in drei Beiträgen breiten Raum. Zunächst (S. 545—546) erörtern J. Ring und H.-J. Reimann die Frage, warum trotz der in den letzten Jahrzehnten erreichten Fortschritte der immunologischen und allergologischen Grundlagenforschung, die zur Aufklärung des Pathomechanismus zahlreicher allergischer Reaktionen und zur Entwicklung zuverlässiger diagnostischer und therapeutischer Verfahren geführt haben, das spezielle Gebiet der Nahrungsmittel-Allergie auch heute noch Probleme bietet und jetzt etwa ähnlich dasteht wie die gesamte Allergologie vor ca. 50 Jahren. Angesichts der mannigfachen Schwierigkeiten bei der Erkennung von Störungen, die durch Nahrungsmittel-Allergie bedingt sind, befinde sich der wissenschaftlich orientierte Allergologe „auf einer permanenten Gratwanderung zwischen Bagatellisierung und Überbetonung". Dem Wissen um die Vielfalt allergieauslösender Substanzen in unserer Nahrung (u. a. sind Allergien gegen so häufig aufgenommene Stoffe wie Vitamine — z. B. Vitamin B_6 —, Alkohol oder Essigsäure bekannt) stehe die mangelhafte Kenntnis über die chemische Natur der Nahrungsmittel-Allergene gegenüber. Über einige Allergene (z. B. aus Kuhmilch oder Hühnerei) sei man zwar gut unterrichtet, über andere dagegen (z. B. diejenigen aus Gemüsen, Gewürzen und Früchten) wisse man kaum etwas. Auch flüchtige Substanzen von Nahrungsmitteln können Allergien auslösen, und die Autoren führen als Beispiel einen Patienten mit Fischallergie an, welcher bestimmte Plätze, an denen sich Fisch-Restaurants befinden, nicht betreten könne, da er Gefahr laufe, über 50 m Entfernung eine anaphylaktische Reaktion zu entwickeln.

Erschwert werde die angesichts der Komplexität und Vielfalt der Nahrungsmittel-Allergene gegebene Situation durch die unzähligen Zusatzstoffe, die für die meisten Menschen ungefährlich sind, bei einigen wenigen aber zu Krankheitserscheinungen führen.

Die Autoren grenzen von den echten Allergien die durch Überempfindlichkeitsreaktionen bedingten sog. Pseudo-Allergien ab, bei denen zwar die klinische Symptomatik sehr stark der einer allergischen Reaktion gleicht (z. B. Asthma, Rhinitis, Urtikaria, anaphylaktoide Reaktion), ein immunologischer Mechanismus aber nicht nachweisbar ist. Von einer Nahrungsmittel-Allergie sollte man nur dann sprechen, wenn
- die Auslösung der Symptome durch das betreffende Nahrungsmittel-Allergen gesichert ist,
- andere kausale Möglichkeiten ausgeschlossen sind und
- eine immunologische Sensibilisierung nachgewiesen worden ist.

Nach einer Diskussion der spezifischen Schwierigkeiten der Diagnostik von Nahrungsmittel-Allergien gehen Ring und Reimann auf eine in den letzten Jahren zunehmend deutlicher werdende Erscheinung ein, daß nämlich die Kombination verschiedener Allergene oder sonstiger Reize zu einer klinischen Reaktion führen kann, die bei einzelner Exposition nicht auftritt. Sie nennen dieses Phänomen „Summations-Anaphylaxie" und führen als Beispiel eine Patientin an, bei der es nach Mohngenuß und sportlicher Aktivität (Skifahren) regelmäßig zur schweren anaphylaktischen Reaktion kam, obwohl Mohngenuß allein oder sportliche Betätigung allein reaktionslos toleriert wurde. Derartigen Kombinationswirkungen komme eine ungleich größere Bedeutung zu, als derzeit angenommen werde.

In einer weiteren Arbeit (S. 547—550) nehmen H.-J. Reimann, J. Ring und J. Lewin die Mechanismen der immunologisch (= allergisch) bzw. nicht-immunologisch (= pseudo-allergisch) bedingten Nahrungsmittelunverträglichkeiten unter die Lupe. Die Auslösung pseudo-allergischer Unverträglichkeitsreaktionen nach Verzehr von Nahrungsmitteln ist oft auf Konservierungsmittel (z. B. Benzoesäure und ihre Salze, Sorbinsäure und ihre Salze), Farbstoffe (z. B. Erythrosin, Tartrazin, Amaranth), Medikamente sowie auf Natriumglutamat zurückzuführen. Außerdem sind die in zahlreichen Nahrungsmitteln enthaltenen vasoaktiven Amine für pseudo-allergische Reaktionen verantwortlich, z. B. das Histamin. So berichteten verschiedene Autoren über Fälle von „Histaminvergiftung", die mit bekannten anaphylaktoiden Reaktionen verbunden waren.

Auch bei immunologisch bedingten Nahrungsmittelunverträglichkeiten, also echten Allergien, spielt das Histamin offensichtlich eine Rolle, wie histologische und histochemische Untersuchungen an der gastrointestinalen Schleimhaut nach Allergenkontakt bewiesen haben. Nach Allergenprovokation unter endoskopischer Sicht kam es zur Freisetzung des Histamins aus den Mastzellen, was zu einer heftigen Reaktion an der Mucosa führte, insbesondere im Jejunum.

Bei Nahrungsmittelallergien ist der Kontakt des Gastrointestinaltraktes mit allergieauslösenden Substanzen und die Immunantwort der Schleimhaut bzw. verschiedener Organe des Körpers von entscheidender Bedeutung. Als mögliche Allergene kommen in Betracht:
- Eiweißbestandteile der Nahrung,
- bakterielle und virale Antigene und
- Chemikalien (z. B. Farbstoffe und Konservierungsmittel, aber auch Medikamente).

Zur Diagnostik morphologischer und zellbiologischer Veränderungen an der Schleimhaut des Gastrointestinaltraktes bei Vorliegen von Nahrungsmittelallergien haben die Autoren die sog. intragastrale (-luminale) Provokation unter endoskopischer Kontrolle (IPEK) entwickelt. Dabei werden mit Hilfe des Endoskopes Nahrungsmittelallergene durch eine Sonde auf Schleimhautareale, z. B. des Magens, aufgetragen und Biopsien aus den Arealen der Provokation sowie den benachbarten Abschnitten für histologische und histochemische Bestimmungen entnommen. So ermöglicht es die IPEK, den Patienten mit verdächtigen Allergenen zu provozieren, ohne ihn der Gefahr einer anaphylaktoiden Reaktion auszusetzen, die bei oraler Provokation möglich ist. Die bei der Untersuchung der Biopsien gewonnenen Parameter wie Gewebshistamin und Mucosamastzellen sind geeignet, die Diagnose einer Nahrungsmittel-Allergie zu bestätigen oder zu entkräften.

In einer dritten Arbeit schließlich (S. 551—556) stellen J. Sattler und W. Lorenz mit der „nahrungsmittel-induzierten Histaminose" ein neues Krankheitsbild dar, das auf einer Hemmung oder Aktivitätsminderung des Enzyms Diaminoxydase (DAO) beruht, welches im menschlichen Darm das Histamin abbaut. Die Ursache für die DAO-Beeinflussung kann sehr unterschiedlich sein, wobei vor allem
- Dauermedikation mit Hochdruckmitteln und Chemotherapeutika,
- Aufnahme von verdorbenen Nahrungsmitteln mit vielen Aminen,
- Alkoholgenuß sowie
- bestimmte chronisch-entzündliche Darmerkrankungen

zu nennen sind. Bei den durch diese Aufzählung charakterisierten Risikogruppen können bereits geringe Histaminmengen in der Nahrung gefährlich oder sogar tödlich sein. Nicht bewiesen, aber sehr wohl denkbar sei es, daß das Risiko des Ausbruches einer Histaminose durch gleichzeitige Einnahme von histaminreicher Nahrung und Alkohol gesteigert werde — ein Problem, das sich bei einer Reihe von Käsesorten und Rotwein immer wieder stelle.

Während frische Nahrungsmittel im allgemeinen histaminarm sind, sind kulturell erzeugte, aufbereitete oder haltbar gemachte Nahrungsmittel wie Wein und Spirituosen, Gemüseprodukte, Käse, Wurst, Fleisch (Schinken) und Fisch (Thunfisch-, Makrelen-, Bratherings- und Sardinen-Konserven) als Ergebnis der bakteriellen Decarboxylierung von L-Histidin ausgesprochen histaminreich. Der Histamingehalt von Nahrungsmitteln wird durch die Lagerungsart und -dauer wesentlich beeinflußt. In Weinen z. B. entsteht Histamin nicht bei der alkoholischen Hefegärung, sondern erst beim biologischen Säureabbau durch Milchsäurebakterien. In den reifenden Käsesorten wie Roquefort, Gouda, Emmentaler und Gruyère wurden Histamingehalte bis zu 200 mg je 100 g gefunden, und in Fleisch- und Wurstwaren (z. B. in bestimmten Schinkensorten, Salami und Cervelatwurst) wurden nach längerer Reifungsdauer ähnlich hohe Werte erreicht.

Die Autoren berichten ausführlich über ihre Tierversuche, die zum Ziel hatten, das Konzept der nahrungsmittel-induzierten Histaminose zu bestätigen. Dabei wurde der Nachweis erhöhter, klinisch relevanter Plasmahistaminspiegel nach oraler Gabe von Histamin (Exposition) und gleichzeitiger DAO-Blockierung durch Medikamente (Risikofaktor) geführt. Die Ergebnisse der Tierversuche mit überraschendem tödlichen Ausgang lassen es als ratsam erscheinen, beim Menschen äußerst vorsichtig die Kombination von Exposition und Risikofaktor zu erkunden.

Fallbeispiele aus der klinischen Praxis weisen darauf hin, daß sich eine nahrungsmittel-induzierte Histaminose nach einer Latenzzeit von 30 bis 60 Minuten mehr in systemischen als in lokalen Reaktionen äußert. So kommt es vor allem zu Schwindel- und Hitzegefühl, Kopfschmerzen, allgemeinem „Unwohlsein", Schwächegefühl und Herzjagen, also zu Symptomen, die Hypotensionen und Tachyarrhythmien anzeigen können. Eine Angina pectoris oder ein Herzinfarkt nach Nahrungsaufnahme sind klinisch keine Seltenheit.

Neuere Schätzungen gehen davon aus, daß etwa 20 % der Gesamtbevölkerung — vor allem ältere Menschen mit Multimorbidität und Medikamentenpolypragmasie — als risikobelastet beim Verzehr von histaminreichen Nahrungsmitteln einzustufen sind.

V. Klimpel

Salicylate und biogene Amine als Auslöser von Pseudo-Allergien

M. Häberle, Allergologe an der Dermatologischen Klinik der Friedrich-Alexander-Universität Erlangen-Nürnberg, setzt sich in einer in der „Ernährungs-Umschau" [Bd. 34 (1987), Nr. 9, S. 287 bis 296] publizierten Übersichtsarbeit speziell mit Pseudo-Allergien auseinander, die durch natürliche Inhaltsstoffe der Nahrung ausgelöst werden.

Zunächst stellt der Autor die wesentlichen differentialdiagnostischen Methoden zur Erkennung und Unterscheidung von Lebensmittelunverträglichkeitsreaktionen sowie die typischen Merkmale allergischer und pseudo-allergischer Reaktionen heraus. In diesem Zusammenhang weist er darauf hin, daß die Mechanismen pseudoallergischer Sofortreaktionen nur teilweise bekannt seien. Häufigstes Symptom einer Unverträglichkeitsreaktion ist das Auftreten einer Urticaria (deutsch „Quaddel"), deren klinisches Bild der Hautreaktion nach Kontakt mit einer Brennessel entspricht. Hat man es mit einer chronischen Urticaria zu tun (Krankheitsdauer länger als zwei Wochen), so gelingt es selbst durch den Einsatz moderner diagnostischer Methoden unter stationären Bedingungen in der Klinik nur in etwa einem Drittel der Fälle, die verantwortlichen Faktoren einwandfrei zu ermitteln.

Detailliert behandelt der Autor die „pseudoallergische Reaktion" — der Begriff wurde 1978 von Kallós geprägt —, die durch Salicylsäure (2-Hydroxybenzoesäure) oder durch die strukturisomere 4-Hydroxybenzoesäure hervorgerufen wird. Beide Säuren kommen u. a. in vielen Obst- und Gemüsesorten sowie in Gewürzen als native Substanzen vor (zumeist in Form ihrer Salze).

Aus den tabellarisch zusammengestellten Angaben über die Gehalte an den beiden genannten Phenolcarbonsäuren läßt sich ableiten, daß salicylatüberempfindliche Patienten Gemüse ohne Gefahr essen können. Das gleiche gilt auch für Fleisch, Geflügel, Eier und Fisch sowie für Getreide und Milchprodukte.

Wichtig ist, daß das Grundnahrungsmittel Kartoffel nur eine äußerst geringe Menge an Salicylsäure enthält (1,2 mg/kg). Demgegenüber enthalten bestimmte Beerenfrüchte (z. B. Himbeeren mit 51,4 mg/kg, rote Johannisbeeren mit 50,6 mg/kg, Brombeeren mit 18,6 mg/kg, Preiselbeeren mit 16,4 mg/kg) solche Salicylatmengen, daß es bei exzessivem Verzehr zu einer pseudo-allergischen Reaktion kommen kann. Für den Verbraucher gilt die allgemeine Regel, daß die Salicylatmenge um so größer ist, je fruchtiger das Aroma ausfällt. Als Beispiel hierfür gibt Häberle die Preiselbeere an, die neben der Salicylsäure einen extrem hohen Gehalt an 4-Hydroxybenzoesäure aufweist (140 mg/kg).

Verarbeitungsprozesse erhöhen den Salicylatgehalt nicht nur wegen des damit meistens verbundenen Wasserentzugs, sondern auch infolge des Zusatzes salicylathaltiger Kräuter und Gewürze. So enthalten z. B. frische Tomaten nur 1,3 mg/kg Salicylsäure, Ketchup aber 24,8 mg/kg, und in frischen Weintrauben sind 9,4 mg/kg zu finden, während Sultaninen 78,0 mg/kg enthalten. Eine Intoleranzreaktion durch native Salicylate sei aber sicherlich nur durch die Zufuhr großer Mengen auslösbar, z. B. durch etwa 1,5 kg Obst. Auch bei Mahlzeiten mit extrem hohen Gehalten an nativen Salicylaten erreicht man niemals die Dimension einer einzigen Aspirintablette, bei der die Acetylsalicylsäure (ASS) für mögliche Intoleranzreaktionen verantwortlich ist (gegen ASS sind z. B. 15 % der Asthmatiker überempfindlich).

Außer den Salicylaten erörtert der Autor die biogenen Amine als Auslöser pseudo-allergischer Reaktionen. Biogene Amine — sie entstehen durch Decarboxylierung von Aminosäuren mittels der in tierischen und pflanzlichen Geweben oder in Bakterien der Darmflora enthaltenen Decarboxylasen — können einerseits ein auslösender Faktor von Migräne sein oder schwere Lebensmittelvergiftungen hervorrufen, andererseits spielen sie aber eine bedeutende Rolle als Gewebshormone und Neurotransmitter. Bezüglich der Histaminwirkung sei in diesem Zusammenhang auch auf den vorstehenden Beitrag von V. Klimpel hingewiesen. Häberle geht besonders auf die sog. Scombroid-Vergiftung ein, die vor allem nach dem Verzehr von Fischen aus der Familie der Scombroidae zu beobachten ist. So enthalten Thunfische bis zu 10000 mg/kg an freiem Histidin, Sardinen und Makrelen etwa 5000 mg/kg und Heringe etwa 1200 mg/kg. Vergleichsweise findet man in anderen Fischen wie Rotbarsch, Kabeljau und Schellfisch nur wenig Histidin (bis zu 200 mg/kg). Gelegentlich kann eine Histaminbildung auch durch eine sekundäre Kontamination verursacht werden, indem z. B. der Inhalt einer geöffneten Fischdose von einwandfreier Beschaffenheit durch in der Luft enthaltene Keime befallen wird.

Patienten, die an Migräne oder an Magengeschwüren leiden, vertragen im Vergleich zu Gesunden weniger Histamin. A. Askar und H. Treptow gehen von einer toxikologischen Schwellendosis um 100 mg/kg aus, und die „Food and Drug Administration" legte 1982 für die USA eine Grenze von 500 mg/kg als gesundheitlich bedenklich fest.

Abschließend geht der Autor auf die Wirkung von Tyramin und Serotonin (5-Hydroxytryptamin) ein, die in bestimmten Nahrungsmitteln enthalten und als auslösende Faktoren für Migräneanfälle bekannt sind, sowie auf das sog. China-Gewürz-Syndrom, das durch Natriumglutamat ausgelöst wird. Ein zu reichlicher Genuß dieses als Geschmacksverstärker eingesetzten Zusatzstoffes (die in China-Restaurants gebräuchliche Sojasoße ist ausgesprochen glutamatreich und deshalb die häufigste Quelle für die Symptomatik dieses Syndroms) kann zum Auftreten von Taubheitsgefühl im Nacken, das sich auf Arme und Rücken ausbreitet, zu Schwächegefühl, Herzklopfen und Kopfschmerzen führen. Zwar handelt es sich hierbei um eine vergleichsweise harmlose Intoleranzreaktion (die Symptome setzen kurz nach Beginn des Essens ein, verschwinden aber nach 2 Stunden), trotzdem sollten alle, die ihre Überempfindlichkeit gegenüber Natriumglutamat kennen, diesen Zusatzstoff meiden.

S. Augustat

Die Wirkung von körperlichen Übungen und Reduktionskost auf die Körperzusammensetzung und die Stoffwechselrate adipöser Frauen

In der ernährungsphysiologischen Literatur gibt es kontroverse Aussagen darüber, ob körperliche Übungen in Verbindung mit der Anwendung von Reduktionsdiäten eine Gewichtsabnahme Adipöser fördern und ob dies Auswirkungen auf die Körperzusammensetzung und den Energiestoffwechsel hat.

Die vorliegende Arbeit berichtet über Untersuchungen, bei denen adipöse Frauen mit einem Körperfettgehalt zwischen 37 und 50 % — nach einer Woche Erhaltungsbedarf — für 5 Wochen eine Reduktionskost von 800 kcal/Tag (=3350 kJ/Tag) mit einem Proteinanteil von 22 % erhielten. Ein Teil von ihnen nahm an einem kontrollierten Lauftraining teil (1,6 km/Tag mit ansteigender Geschwindigkeit bis zu 5,6 km/Std.). Es wurden folgende Ergebnisse erzielt: der Körpermasseverlust war in beiden Gruppen etwa gleich hoch und betrug etwa 8 kg in 5 Wochen. In der Übungsgruppe entfiel jedoch ein signifikant größerer Anteil der Gewichtsreduktion auf das Fettgewebe, während bei der Kontrollgruppe mehr fettfreie oder aktive Körpermasse abgebaut wurde. Der Grundumsatz ging bei beiden Gruppen um 20 % zurück, die Energiebilanz war bei der Übungsgruppe deutlich stärker negativ als bei der Kontrollgruppe. Diese Untersuchungen lassen den Schluß zu, daß körperliche Übungen als zusätzlicher Faktor zur Gewichtsreduktion Adipöser von Vorteil sind, weil auf diese Weise mehr Körperfett und weniger aktive Körpermasse abgebaut wird.

Quelle: Hill, J. O., P. B. Sparling, T. W. Shields und P. A. Heller: Am. J. Clin. Nutr. 46 (1987) S. 622—630.

J. Proll

Zur Rolle des essentiellen Spurenelements Kupfer

Die intensive Kupfer-Forschung der letzten 20 Jahre erbrachte zahlreiche neue Erkenntnisse über Vorkommen und Funktion dieses Metalls im menschlichen Organismus, wie M. Stahl in der Zeitschrift „therapeutikon" 1 (1987), H. 2, S. 165—166, feststellt. Kupferhaltige Enzyme nehmen entscheidende Aufgaben z. B. im Eisen-Stoffwechsel, in der Atmungskette, bei Entgiftungsprozessen in der Leber, bei der Hydroxylierung von Phenolen und Dopamin sowie an anderen Stellen des Intermediärstoffwechsels wahr. Die bekannteste Störung des Kupferstoffwechsels dürfte nach wie vor die Wilsonsche Erkrankung sein, die auf einem genetisch bedingten Coeruloplasminmangel beruht und zu erhöhtem Kupfergehalt der Gewebe mit gravierenden zerebralen und hepato-renalen Veränderungen führt. Den Ausgangspunkt dieser Forschungen hatte die parenterale Ernährung mit kupferfreien Infusionslösungen gebildet, welche zu klinischen Mangelerscheinungen führte (Anämien, Demineralisationen, Wachstumsstörungen, Hypotonie, Infertilität u. a.). Kupfermangel kann ferner bei Frühgeborenen, Schwangeren, chronischen Darmentzündungen und Schlankheitskuren beobachtet werden. Nicht zuletzt deshalb empfahl die BRD-Gesellschaft für Ernährung 1985 eine tägliche Zufuhr von 2 bis 4 mg Kupfer in der Nahrung. Zur Substitutionstherapie des Cu-Mangels werden organische Kupferverbindungen wie Kupfer-Aspartat und Kupfer-Orotat verwendet, nachdem sich Kupfersulfat als schlecht verträglich erwiesen hatte. Die in Laienkreisen häufig benutzten Kupferarmbänder wirken alles andere als heilend, nämlich toxisch und allergisierend.

V. Klimpel

Medizin aktuell: Aus dem IWIM Berlin[1]

IWIM-ILK Nr. 141/1987:

Untersuchungen zur Menge des täglich aufgenommenen Kochsalzes

Der Vergleich verschiedener Analysen durch James und Mitarbeiter vom Rowett Research Institute, Bucksburn, Aberdeen, sowie ihre eigenen Untersuchungen zeigen, daß eine Änderung der Herstellungsweise von Nahrungsmitteln am stärksten zur Senkung des Kochsalzverzehrs beitragen würde. Die Reduzierung der direkt am Tisch sowie beim Kochen zugesetzten Kochsalzmenge trägt zwar auch, aber nur in geringerem Maße, zur Senkung der Gesamtaufnahme bei.

Bisherige statistische Analysen basieren auf der Annahme, daß 25 bis 50% der aufgenommenen Kochsalzmenge aus dem Salz, das beim Kochen oder direkt beim Verzehr der Speise zugesetzt wird, stammten. Die Ermittlung dieses „Kochsalzverzehrs nach Belieben" unter Nutzung eines Lithium-Markierungs-Verfahrens bei Probanden der britischen Stadt March durch James et al. bewies hingegen, daß durch die in Großbritannien üblichen Küchentechniken und Verzehrsgewohnheiten damit nur 15% der Gesamtmenge aufgenommen werden. In anderen Untersuchungen zum Anteil dieser Salzmenge, wie sie u. a. in Finnland, den USA und Großbritannien durchgeführt worden sind, hatte man nicht berücksichtigt, daß während des Kochvorganges Wasser verdampft und mit ihm eine bestimmte Menge an Salz verlorengeht. Die von James gewonnenen Daten ergaben, daß in der gekochten Nahrung nur noch 24% der ursprünglich zugesetzten Salzmenge enthalten sind.

In einigen Studien hat man den Kochsalzgebrauch aus dem Salzstreuer auf dem Tisch unabhängig vom Verbrauch bei der Speisenzubereitung gemessen, indem das Gewicht des Salzstreuers zu Beginn und Ende der Woche bestimmt wurde. In der March-Studie betrug die absolute Salzaufnahme durch diese Quelle 0,7 g pro Tag bei Frauen und 1,6 g bei Männern. Shepherd und Farleigh, die in ihre Berechnungen den Verlust einer bestimmten Kochsalzmenge zusammen mit Wasserdampf einbezogen hatten, stellten fest, daß der Anteil des bei Tisch sowie für die Speisenzubereitung verbrauchten Salzes lediglich 7 bzw. 4% der Gesamtsalzaufnahme beträgt.

Der natürliche Kochsalzgehalt der Nahrungsmittel macht ca. 10% der insgesamt aufgenommenen Menge aus. Die restlichen 75% sind auf Salzzusatz im Herstellungsprozeß zurückzuführen. Trinkwasser spielt kaum eine Rolle. In March wurden durch diese Quelle weniger als 1 mmol Natrium pro Tag aufgenommen.

Geschlechtsspezifische Unterschiede in der Salzaufnahme wurden auch durch den Nachweis der im 24-Stunden-Urin ausgeschiedenen Natriummenge zuungunsten der Männer erhoben. In Großbritannien beträgt die durchschnittliche Salzaufnahme pro Tag 10,7 g bei den Männern und 8 g bei den Frauen. Der kürzlich erstattete Bericht des British Committee on Medical Aspects of Food Policy (COMA) schätzte ein, daß der Pro-Kopf-Verbrauch an Kochsalz in entwickelten Ländern die physiologische Notwendigkeit weit übersteigt. Hier wurde die Reduzierung des Kochsalzgehaltes in industriell hergestellten Nahrungsmitteln gefordert. Da hoher Salzkonsum zu den Risikofaktoren für eine koronare Herzkrankheit gehört, wird geraten, den Empfehlungen der WHO zu folgen und pro Tag nicht mehr als 5 g Kochsalz aufzunehmen.

Eine Änderung der Verzehrsgewohnheiten wird nicht leicht zu erreichen sein, denn das Kochsalz erfüllt auch einige nützliche Funktionen: Geschmack, Farbe, Konsistenz, Aussehen und Haltbarkeit der Nahrungsmittel würden durch die Verwendung geringerer Mengen beeinträchtigt werden. Liegt die Lösung des Problems im Erfolg technologischer Forschung?

Quelle: Lancet (London) I (1987) 8530, S. 426—428

IWIM-ILK Nr. 147/1987:

Biotechnologische Produktion

Die Biotechnologie ist ein Gebiet, welches besonders durch die Erkenntnisse über die genetische Steuerung der Zelle und die neugeschaffenen Möglichkeiten, dort gezielt einzugreifen, einen großen Aufschwung erfahren hat. Mit den ersten gentechnologischen Experimenten in den 70er Jahren wurde der Grundstein für eine neue Industrie gelegt. Den größten Zuwachs erlebte dabei die pharmazeutische Industrie. Das International Resource Development sagte 1981 voraus, daß der Markt für gentechnologisch produzierte Pharmazeutika 1990 nicht weniger als 3000 Millionen Dollar betragen würde. Private Unternehmen, multinationale Firmen und Regierungen stecken Millionen in die Biotechnologie. Das Magazin „Bio-Technology" berichtete, daß allein Projekte, die 1984 begonnen oder beendet wurden, 1000 Millionen Dollar ausmachten. Vor 10 Jahren hat die Firma Eli Lilly das erste medizinische Produkt der Gentechnologie, Humaninsulin, Humulin genannt, auf den Markt gebracht. Heute, 10 Jahre später, ist die Liste gentechnologisch hergestellter Produkte immer noch sehr kurz. Zwar konnten die Mikrocomputer in weniger als 10 Jahren die Welt überschwemmen, der Biotechnologie ist dieser Durchbruch jedoch nicht gelungen. Für die Entwicklung eines neuen Medikaments sind 10 Jahre eine sehr kurze Zeit. Besonders dann, wenn, wie im Fall der Biotechnologie, das Produkt an sich entwickelt und getestet, gleichzeitig aber dafür auch die neue Technologie eingeführt und erprobt werden muß.

Im Zuge der Entwicklung der Gentechnologie kamen auch Mängel zum Vorschein. Das Gebiet war theoretisch noch nicht genügend erforscht. Es gab zwar beispielsweise viele Erkenntnisse über das Bakterium Escherichia coli, das Haustier der Genetiker. Über Wachstum und Verhalten unter industriellen Bedingungen oder über das Verhalten bei der Produktion bakterienfremder Proteine dagegen war nichts bekannt. Ebenso waren die notwendigen Zusammenhänge zwischen Struktur und biologischer Wirksamkeit von Proteinen kaum erforscht.

Erste Versuche zur industriellen Anwendung der Gentechnologie wurden von kalifornischen Unternehmern in Zusammenarbeit mit Wissenschaftlern durchgeführt. Der Schwerpunkt wurde also auf die industrielle Umsetzung gelegt. Charles Reese, Direktor für Forschung und Entwicklung am ICI, betonte, daß Biotechnologie

[1] Beim Zitieren von ILK-Informationen aus dem Institut für Wissenschaftsinformation in der Medizin (IWIM) ist stets auf die angegebenen Originalquellen zurückzugreifen.

der Prozeß, nicht das Produkt ist und somit nicht das Klonen der wichtigste Schritt, dem alle anderen automatisch nachfolgen. In einem Bericht des US Office of Technology Assessment wurde 1984 hervorgehoben, daß in der nächsten Zeit die Fortschritte der Biotechnologie mehr von den Erfolgen der industriellen Umsetzung abhängen als von Entdeckungen auf dem Gebiet der Genetik.

Eine weitere Schwierigkeit tat sich auf: der Geräte- und Anlagenbau war auf den plötzlichen Ansturm der Biotechnologie nicht vorbereitet. Die Wissenschaftler und Unternehmer sahen sich gezwungen, anzupassen, umzugestalten, neuzuentwickeln — eine aufwendige Arbeit, bei der man sich zusätzlich mit der Notwendigkeit der Einhaltung und Gewährleistung bestimmter Sicherheitsbestimmungen konfrontiert sah. Die Diskussionen zu Sicherheitsbestimmungen in der Biotechnologie begannen in den 70er Jahren, als man mit möglichen Fehlern, die mit der Gentechnologie verbunden sein können, konfrontiert wurde. Um die Einhaltung der Sicherheitsbestimmungen zu gewährleisten, werden jährlich Millionen von Dollar investiert.

Welche Vorteile hat nun die biotechnologische Produktion gegenüber herkömmlichen Produktionsmethoden? Wesentliche Unterschiede sind z. B. das Ausmaß der Produktionsanlagen und die Verwendung unterschiedlicher Mikroorganismen. Besonders deutlich wird das bei einem Vergleich der industriellen Antibiotikaproduktion. Grundlage der Antibiotikaproduktion ist die Fermentation. Bei der herkömmlichen Produktion werden Tanks mit einem Fassungsvermögen von mehr als 200000 Litern benötigt. Erst mehr als 15 Fermentatoren gewährleisten einen kontinuierlichen Produktionsfluß. Biotechnologische Antibiotikaproduktion dagegen verläuft in Schüben in Fermentatoren von 1000 Litern oder weniger. Zur industriellen Antibiotikaproduktion werden Pilze und fadenförmige Bakterien genutzt. Im Gegensatz zu E. coli (biotechnologische Antibiotikaproduktion) stellen sie ein für sie natürliches Zellprodukt her. E. coli dagegen produziert, da manipuliert, ein bakterienfremdes Produkt. Das bringt den Vorteil, daß bei geringem Mikroorganismeneinsatz ständig eine große Menge von Produkten entsteht. Modifizierte Zellen können mehr als 20% ihres Trockengewichtes als Fremdprotein herstellen. Eine Möglichkeit, den „Ertrag" weiter zu steigern, hat die australische Firma Gene Link entwickelt. Durch Behandlung mit einer Gamma- oder weichen UV-Strahlung werden die Bakterienchromosomen zerstört, die eingeschleusten Gene jedoch bleiben erhalten. Die Zellen werden so zu kleinen Bioreaktoren, die alle ihre Energie dazu verwenden, das gewünschte Produkt zu bilden.

Klar ist, daß Bakterienzellen Proteine nicht auf genau demselben Weg synthetisieren wie menschliche Zellen. Wichtig ist auch zu wissen, daß Bakterienzellen zu klein sind, um große und kompliziert gebaute menschliche Proteine herstellen zu können. Allgemein wird angenommen, daß tierische Zellen viel effektiver als Bakterien produzieren. Eine japanische Forschergruppe führt Versuche mit Seidenraupen zur Gewinnung menschlicher Hormone durch, das Genetics Institute und Burroughs Wellcone mit Insektenzellen. TPA (tissue plasminogen activator) wird von Genentech in Zellen des chinesischen Hamsters produziert.

Die Situation z. Z. ist die, daß die Perfektionierung bekannter und Entwicklung neuer biotechnologischer Prozesse stark gefördert werden, die biotechnologische Produktion jedoch noch sehr unökonomisch ist und konventionelle Methoden nicht ablösen kann. Zum Beispiel kostet eine Behandlung mit einer biotechnologisch hergestellten Hepatitis-B-Vakzine heute noch 100 Dollar, ist also für Gebiete, in denen diese Krankheit endemisch ist, nicht anwendbar. Es ist notwendig, Wege zu finden, solche Produkte kostengünstig herzustellen.

Quelle: New Sci. (London) 113 (1987) 1544, S. 44—47.

IWIM-ILK Nr. 193/1987:

Alkohol für die Gesundheit — eine Fiktion?

Eine Vielzahl von Studien, die in den vergangenen zwanzig Jahren publiziert wurden, ergaben anscheinend für Menschen mit leichtem oder mäßigem Alkoholkonsum ein geringeres Risiko an kardiovaskulären Erkrankungen. Eine genauere Prüfung dieser Untersuchungsergebnisse durch die Alcohol Research Group (Berkeley/USA) [1] erbrachte die Erkenntnis, daß es gegenwärtig keine Untersuchung gibt, die Fakten für die Empfehlung eines bestimmten Trinkverhaltens liefern kann. Eine Ursache dafür ist das Problem der Kategorienbildung für die relativ exakte Erfassung der Trinkmenge pro Zeiteinheit. Durchschnittswerte pro Tag oder pro Woche erlauben keine exakte Erfassung. So ist die Trinkgewohnheit, zwei Drinks pro Tag zu sich zu nehmen, eine andere, als 14 Drinks am Samstag zu konsumieren (das wären auch durchschnittlich zwei Drinks pro Tag). Abgesehen davon ist aus den meisten Studien die tägliche Trinkmenge nicht zu ermitteln. Darüber hinaus entsprechen die Fragen an den Probanden oft nicht seiner Beurteilungsfähigkeit. Auch ist die zugrunde liegende operationale Definition des „leichten" bzw. „mäßigen" Trinkens nicht nachvollziehbar. Die Qualität der Fragebogen im allgemeinen läßt zu wünschen übrig. Erst eine exakte Definition der Kategorien des Trinkverhaltens ermöglicht die Aufdeckung des Zusammenhanges von Alkoholkonsum und physiologischen Parametern. Eine permanente Alkoholzufuhr kann zu einer Steigerung des arteriellen Blutdrucks führen [3]. Für das Gesamtcholesterol im Serum ergab sich keine Beziehung zur Alkoholzufuhr. Sollte die Alkoholzufuhr auf die Arterien einen „reinigenden" Effekt ausüben, wie vielfach behauptet wird, so müßten Untersuchungen erst einmal feststellen, ob das auch bei einer täglichen oder wöchentlich einmaligen Alkoholzufuhr der Fall ist. Es zeigte sich auch kein Zusammenhang zwischen dem Alkoholkonsum und gehäuft auftretenden Angina-pectoris-Anfällen bzw. Infarkten [2], obwohl viele Studien auf eine Beziehung zwischen Alkoholzufuhr und Mortalitätsrisiken hinweisen, die sich natürlich mit Hilfe dieser vagen Definitionen des Trinkverhaltens auch finden läßt. Betrachtet man das Gesundheitsrisiko genauer, so ergeben sich zwei Gruppen mit hohem Risiko. Das sind die Alkoholiker (oder chronischen Trinker) und die Abstinenten. Über die Gesundheitsrisiken der Alkoholiker gibt es keine Diskussion. Das höhere Mortalitätsrisiko von Abstinenten müßte jedoch genauer geprüft werden. In den meisten Untersuchungen ist die Gruppe der Abstinenten zahlenmäßig unterrepräsentiert. Zum anderen wird vermutet, daß unter diesen Probanden solche im vorgerückten Alter, mit einem geringen Sozialstatus und einer beeinträchtigten Gesundheit zu finden sind.

Bevor Empfehlungen zum mäßigen Trinken für die „Gesunderhaltung" gegeben werden können, sollten insgesamt exaktere Untersuchungen durchgeführt werden und mehr Studien zu den Ursachen der höheren Morbidität und Mortalität von Abstinenten erfolgen.

Quellen:
[1] Br. J. Addict. (Edinburgh) 82 (1987) Nr. 5, S. 547—555.
[2] Br. Med. J. (London) 294 (1987) Nr. 6574, S. 733—737.
[3] Herz Kreislauf (Baden Baden) 19 (1987) Nr. 6, S. 329—334.

IWIM-ILK Nr. 202/1987:

Antiraucher-Kampagne in der Ungarischen Volksrepublik

Die private Versicherungsgesellschaft „Hungaria" hat mit staatlicher Unterstützung folgenden Wettbewerb ausgeschrieben: die Stadt oder das Dorf, wo an öffentlichen Plätzen nicht geraucht wird, erhält zum Jahresende eine Prämie, deren Höhe sich nach der Einwohnerzahl richtet. Diese Prämie beträgt bei Ortschaften mit weniger als 100 Einwohnern 100000 Forint, bis 1000 Einwohner 500000 Forint, über 1000 Einwohner 1 Million Forint. Diese Gelder sollen so verwendet werden, daß sie der Allgemeinheit zugute kommen. Bisher nehmen über 30 Städte und Dörfer an diesem Wettbewerb teil und haben neben den Ortsschildern Hinweistafeln mit der Aufschrift: „Bei uns wird in der Öffentlichkeit nicht geraucht!" aufgestellt. Die private Versicherungsgesellschaft „Hungaria", die mit der Staatlichen Versicherung konkurriert, gewährt ihren Kunden in den am Wettbewerb teilnehmenden Ortschaften außerdem 10% Preisnachlaß auf ihre Lebensversicherung.

Gegenwärtig wird in Ungarn ein nationales Programm für Gesundheitsschutz und Verlängerung der Lebenserwartung diskutiert.

Ungeachtet des im europäischen Maßstab guten Standes der medizinischen Betreuung (33 Ärzte und 97,7 Krankenhausbetten pro 10000 Einwohner) ist die Mortalität in der Bevölkerungsgruppe der über 30jährigen noch sehr hoch. Die durchschnittliche Lebenserwartung liegt für Frauen bei 73,6 Jahren und für Männer bei 65,5 Jahren. Herz-Kreislauf-Erkrankungen (50%) und bösartige Neubildungen (20%) sind die häufigsten Todesursachen.

Für das neue Programm sind folgende Aufgaben besonders relevant: Entwicklung des Bereichsarztsystems und Verbesserung der medizinischen Betreuung in den Betrieben, prophylaktische medizinische Überwachung, Aufklärung der Bevölkerung über Faktoren, die der Gesundheit schaden, und Propagierung von Normen für eine gesunde Lebensweise.

Forschungsgruppen befassen sich mit der Untersuchung bestimmter Verhaltensweisen von Jugendlichen und den damit zusammenhängenden Problemen. Das Netz von Gesundheitsklubs für die Bürger, die mit dem Rauchen und dem Alkoholkonsum aufhören wollen, soll erweitert werden. Die Versicherungsgesellschaften der UVR arbeiten zur Zeit an konkreten Maßnahmen, um ihrerseits ebenfalls gegen den Alkoholkonsum vorzugehen.

Quelle:
Prawda (Moskva) vom 05. 09. 1987 (= Nr. 248/1987), S. 5.

IWIM-ILK Nr. 210/1987:

Mensch — Umwelt — Schadstoff: zunehmende Belastung fordert Problemlösung

1977 hatten die American Chemical Society und der Chemical Abstract Service festgestellt, daß etwa vier Millionen verschiedene Chemikalien bekannt sind, heute sind es bereits sieben Millionen. Nur wenige Stoffe sind bisher toxikologisch ausreichend untersucht, andere werden aus Gemischen anthropogener Emissionen erst in der Umwelt synthetisiert.

Jährlich werden etwa 250000 neue Chemikalien industriell hergestellt, wovon 300 bis 500 in die Umwelt gelangen. Allein für das Wasser haben nach Angaben der Food and Drug Administration und der Environment Protection Agency 65000 Chemikalien eine unmittelbare oder mittelbare Bedeutung. Eine qualitative und quantitative Erfassung emittierter Schadstoffe findet allerdings in den meisten Fällen nicht oder nur in unzureichendem Maße statt. Einsichtnahmen in umwelthygienische Studien werden meist von den Emittenten, aber auch von Landes- und Kommunalbehörden unter Angabe steuer-, straf- oder datenschutzrechtlicher Begründungen verweigert. Die Erfassung akuter und chronischer Toxizitäten, von Mutagenität, Kanzerogenität und Teratogenität sowie von Synergismen und Bioakkumulation aller potentiellen Umweltschadstoffe ist auch von reichen Industrienationen finanziell und personell nicht zu realisieren. Zudem ist es allgemein geübte Praxis, daß bei geforderter Eindämmung von Emissionen in kapitalistischen Ländern immer erst die betriebswirtschaftliche Kosten-Nutzen-Analyse und erst danach die menschliche Gesundheit argumentative Relevanz erlangt. Aus ärztlicher Sicht müßten bereits vor der Emission neuer chemischer Substanzen Unschädlichkeitsbeweise geführt werden; die Verfahrensweise, zunächst Ungefährlichkeit zu unterstellen, solange das Gegenteil nicht schlüssig bewiesen ist, ist abzulehnen. Das Dilemma einer humanorientierten Umweltmedizin liegt also unter anderem darin, daß Vermeidungsmaßnahmen bei der Emission potentieller Umweltschadstoffe erst angebracht erscheinen, wenn endgültig der Toxizitätsnachweis erbracht wurde, was in vielen Fällen kaum möglich ist.

Bedenkenswert sind aber auch Zusammenhänge von Umwelt und Gesundheit, die als Individualrisikofaktoren eine große Rolle spielen, wie z. B. Rauchen, übermäßiges Sonnen, Musikbeschallung etc., bei denen geforderte Einschränkungen nur sehr langsam Wirkung zeigen. Zu diskutieren sind schließlich auch kollektive Umweltrisiken, die der einzelne Mensch nicht bewältigen kann (vom Kunststoffverbrauch in den Verpackungsmitteln, Müllverbrennung, Abwasserbelastung, Haushaltchemisierung bis zum Kfz-Verkehr).

Vermeidungspraktiken (im Sinne des individuellen Verzichts) und Vermeidungstechnologien (Klär- und Reinigungsanlagen, geschlossene Kreisläufe) im Bereich der Schadstoffemissionen sind vorhanden, aber das Problem des Schutzes der natürlichen Umwelt ist nicht nur ein naturwissenschaftliches, technologisches oder medizinisches, sondern auch ein sozialpsychologisches, wirtschaftliches und vor allem ein politisches. Effiziente Umweltvorsorge subsumiert sich leider auf den Faktor Finanzierbarkeit der als notwendig erkannten Maßnahmen, nicht aber auf den Faktor des unbedingten Erhalts einer human-adäquaten Lebensgrundlage! Eine Analyse der volkswirtschaftlichen Belastungen durch Schadstoffe in Wasser, Boden, Luft und Lebensmitteln wäre äußerst zweckdienlich und sinnvoll. Die prophylaktische Arbeit des Umweltmediziners sollte in der primären Risikoverhinderung liegen, nicht in palliativ-kurativen Maßnahmen. In diesem Sinne ist — so Dr. Huber, Berlin (West), auf dem Deutschen Ärztetag — die Bundesrepublik tatsächlich ein umwelthygienisches (und umweltpolitisches) Entwicklungsland.

Quelle:
Dtsch. Ärztebl. (Köln) 84 (1987) Nr. 14, S. 663—664, 666—667.

Aus anderen Ländern

Biotechnologische Forschung an der Universität von Delaware

Im Heft 1/1987 der neuen Fachzeitschrift „Food Biotechnology“ (S. 139—140) wird ein Kurzprofil der „Biotechnology Group“ des Department of Food Science an der Universität von Delaware (Newark/USA) vorgestellt. Die Forschungsarbeiten dieses im Jahre 1982 eingesetzten Teams sind u. a. auf folgende Gebiete gerichtet: mikrobielle Physiologie und Genetik, Fermentationsprozesse, biologische Produkte, Molekularbiologie, angewandte Enzymologie, pflanzliche Zellkulturen sowie verfahrenstechnische und technologische Fragestellungen im Zusammenhang mit Anlagen und Prozessen. Als laufende Projekte sind zu nennen:

1. D. Hoover und P. Walsh arbeiten auf dem Gebiet der Plasmidbiologie und -physiologie von Pediococcen. Insbesondere werden die plasmid-assoziierten Eigenschaften dieser Milchsäurebakterien untersucht.
2. M. Haas bearbeitet die Klonierung von Lipasegenen aus Schimmelpilzen in Escherichia coli.
3. Auf dem Gebiet der biologischen Produkte (D. Knorr) bilden die Rückgewinnung von Biomasse aus Abprodukten der Lebensmittelindustrie sowie marine Polysaccharide Bearbeitungsschwerpunkte. U. a. werden Copolymere aus Chitosan mit Alginat oder Carrageenan zwecks Immobilisierung und Mikroverkapselung entwickelt. Die Copolymerkapseln sind in Hinsicht auf ihre mechanische Stabilität und die gewünschte Permeabilität zu optimieren. Darüber hinaus wird die Rolle des Chitosans bei der Freisetzung von sekundären Pflanzenmetaboliten und bei der Permeabilisierung pflanzlicher Zellmembranen untersucht. Weitere Arbeiten gelten dem Einsatz pflanzlicher Zellkulturen für die Produktion von Sekundärmetaboliten, insbesondere zur Herstellung von Pigmenten, Aromastoffen und Enzymen, aber auch zur Verbesserung des Nährwertes pflanzlicher Lebensmittel durch Reduktion der nutritiven Streßfaktoren in Pflanzen.
4. Verfahrenstechnische und technologische Fragestellungen, die in Newark bearbeitet werden (D. F. Farkas, R. J. Fisher, D. Knorr), sind
   - die Extraktion natürlicher Lebensmittelinhaltsstoffe mit überkritischen Gasen,
   - die Gegenstromextraktion von Aromastoffen, Pigmenten und Säften,
   - die Ultrahochdruckbehandlung von Lebensmitteln und Modellsystemen zwecks Zerstörung von Mikroorganismen sowie
   - die Verarbeitung, Lagerung und Verpackung von Lebensmitteln unter kontrollierter bzw. modifizierter Atmosphäre zwecks Ausdehnung der Lagerungsfähigkeit und Verbesserung der Qualität, speziell von Backwaren.

S. Augustat

Forschungsprogramme auf dem Gebiet der Lebensmittel-Biotechnologie an der Rutgers-Universität

In Heft 1/1987 der neuen Zeitschrift „Food Biotechnology" (S. 141—142) werden auch einige Forschungsprogramme des Department of Food Science am Cook College der Rutgers-Universität (USA) auf dem Gebiet der Lebensmittel-Biotechnologie vorgestellt.

Die Arbeitsgruppe unter Leitung von Prof. George M. Carman beschäftigt sich mit der membrangebundenen Biosynthese von Phospholipiden bei Saccharomyces cerevisiae. Das Ziel besteht darin, die beteiligten Enzyme bis zur Homogenität zu reinigen und den Einfluß von Phosphorylierung und Dephosphorylierung durch Proteinkinasen und Phosphatasen u. a. auch in Phospholipidvesikeln zu untersuchen. Weitere Interessen richten sich auf die Untersuchung der Enzymregulation bei Wildstämmen und Mutanten mit immunologischen Methoden sowie auf eine Klonierung der entsprechenden Struktur- und Regulatorgene.

Im Labor von Prof. Thomas J. Montville ist die mikrobielle Produktion von natürlichen Aroma- und Geschmacksstoffen, Pigmenten und anderen bioaktiven Verbindungen (Acetoin und 2,3-Butandiol) von speziellem Interesse. Über die Untersuchung von Regulationsmechanismen, die eine Synthese von Acetoin limitieren, möchte man durch UV-Mutagenese deregulierte Mutanten züchten, um dann zu einem koordinierten Anstieg der Biosynthese von Diacetyl und 2,3-Butandiol zu gelangen. In fed-batch und kontinuierlicher Kultur konnte bereits eine 50fache Steigerung der Bildung von Acetoin erzielt werden.

Die Forschungsarbeiten im Labor von Prof. Bruce P. Wasserman haben zum Ziel, die biochemischen Grundlagen der Biosynthese von Zellwandpolysacchariden bei Obst und Gemüse zu ergründen. Neue Methoden zur Auflösung, Reinigung und Rekonstitution von membrangebundenen Polysaccharid-Synthasen sind bereits entwickelt, und Untersuchungen zur Regulation dieser Enzyme mit Hilfe immunologischer und genetischer Methoden sind in Bearbeitung. Wichtige Proteinuntereinheiten sowie die kritische Funktion von Phospholipiden konnten bereits ermittelt werden. Das Fernziel besteht in der Herstellung von β-D-Glucanen, Cellulosen und Pektinen mit einzigartigen funktionellen Eigenschaften auf der Grundlage des bioengineering.

P. Klingenberg

Methylcellulose für die Anwendung in Lebensmitteln und Pharmazeutika

Methylcellulose, ein in verschiedenen Industriezweigen eingesetztes Dickungsmittel, ist kürzlich von der Dow Chemical Company in einer speziellen, hochreinen Variante auf den Markt gebracht worden. Diese Variante ist speziell für die Anwendung in der Lebensmittel- und in der pharmazeutischen Industrie vorgesehen. Sie wird in einer neuen Anlage in Midland/Michigan (USA) produziert. In Europa kümmert sich ein vor kurzem in der Nähe von Zürich eröffnetes Entwicklungslabor um die Verbesserung des Service der Dow Chemical Company für die Anwendung von Methylcellulose in der Lebensmittelindustrie.

Methylcellulose wird als zu teuer angesehen, um mit anderen Gummen konkurrieren zu können, bei denen die Viskosität die einzige geforderte funktionelle Eigenschaft ist. Die besondere Eigenschaft des neuen Methylcelluloseproduktes, beim Erhitzen Gele zu bilden, die beim Abkühlen wieder schmelzen, eröffnet ihm eine Reihe interessanter Anwendungsmöglichkeiten in der Lebensmittelindustrie. Die Funktion derartiger Stoffe als Bindemittel in Lebensmitteln und als Barriere für die Fett- und Wassermigration in gebratenen Produkten ist allgemein bekannt. Eine mögliche Anwendung als Glutensubstitut in Backwaren wird diskutiert. Methylcellulosen können die durch Stärke bedingte Viskosität erhöhen und anschließend stabilisieren. Da Produkte mit niedrigem Molekulargewicht am effektivsten sind, scheint dies nicht nur auf eine Erhöhung des Polysaccharidgehaltes in der Lösung zurückzuführen zu sein.

Quelle: Carbohydr. Polymers 7 (1987), S. 321—322

S. Augustat

Erschließung volkswirtschaftlicher Reserven durch Beseitigung der Verlustquellen von Lebensmitteln

Die volkswirtschaftlichen Reserven, die durch Beseitigung der Verlustquellen bei der Produktion und dem Vertrieb von Lebensmitteln erschlossen werden können, gehen aus Untersuchungen in der UdSSR hervor, bei denen sowohl die Verluste in der Landwirtschaft als auch diejenigen in der Lebensmittelindustrie, im Handel und in den Haushaltungen berücksichtigt wurden. Die größten Verluste treten gegenwärtig bei Obst und Gemüse auf. Sie erreichen bei Kohl bis zu 35%, bei Möhren 40 bis 50% und bei Hackfrüchten unter Umständen mehr als 47% der Erträge.

Im Einzelhandel können die Verluste bei Kartoffeln etwa 4%, bei Weißkraut etwa 6%, bei Gurken 4,5%, bei Tomaten 6%, bei Möhren 3% und bei Melonen 7 bis 8% der Lieferungen erreichen. Relativ hoch sind nach den Untersuchungen auch die Verluste, die durch Anlieferung von Nährmitteln und Zucker in Transportverpackungen entstehen. Durch die Anlieferung in Verbraucherverpackungen lassen sich folgende Mengen je Tonne einsparen: 1,3 kg Zucker, 1,6 kg Graupen, 2,2 kg Mehl, 2,7 kg Teigwaren und 5,8 kg Salz. Bei Obst, Gemüse und Kartoffeln lassen sich die Verluste um mindestens 15% senken, wenn die Erzeugnisse bereits am Ort der Ernte verpackt und in Container verladen werden.

Nach Befragungen, die das Unions-Forschungsinstitut für Konjunktur- und Bedarfsforschung im Handel durchgeführt hat, sind weitere wichtige Faktoren zur Verringerung der Verluste die Ausgangsqualität, die fristgerechte Anlieferung und die sorgfältige Behandlung der Erzeugnisse bei Transport und Lagerung.

Ein besonderes Problem stellen die in den Haushaltungen auftretenden Verluste dar, die für eine durchschnittliche Familie bei Broterzeugnissen 0,6 kg, bei Nährmitteln wie Graupen, Teigwaren und Speisen aus diesen Erzeugnissen 0,5 kg, bei Milch und Milcherzeugnissen 0,7 kg sowie bei Fisch- und Fleischerzeugnissen 0,3 kg pro Woche betragen. Ein wichtiger Grund für diese Verluste sind die zu großen Verpackungen für die Haushaltungen. Ein erheblicher Teil der Lebensmittel wird noch in Mengen von 0,5 kg bis 1,0 kg geliefert, Obst- und Gemüsekonserven auch in Packungen zwischen 3 l und 9 l. Dagegen fordern 25% der Verbraucher Konserven in Verpackungen bis zu 0,2 l, 30% der Verbraucher Konserven in Verpackungen bis zu 1 l.

Quelle:
Tscherkasowa, N. A.: Der Kampf gegen Verluste — Reserve für die Erhöhung des Lebensmittelpotentials. In: Tscherkasowa, N. A.: Der Kampf gegen Lebensmittelverluste. Verlag Znanie, Moskau 1986, S. 20 bis 36.

G. Grundke

Zur Krebsprävention mit Nährstoffen

Unter Bezugnahme auf eine Information im „New York Times Service" wird in der Zeitschrift „Münchener Medizinische Wochenschrift" [Bd. 129 (1987), Nr. 45, S. 12—13] auf eine die Krebsprophylaxe betreffende Empfehlung von Dr. Peter Greenwald, dem Direktor der Abteilung für Krebsverhütung und -kontrolle beim US-Krebsinstitut, in einem kurzen Beitrag eingegangen. Demzufolge empfiehlt Greenwald die Einnahme von Vitamin A, B, C, E und B_{12} sowie von Folsäure, β-Carotin, Selenverbindungen und rohfaserreichen Nahrungsmitteln wegen deren vermuteter Anti-Krebs-Wirkung. Eine ganze Reihe von weltweit laufenden und hauptsächlich durch das US-Krebsinstitut geförderten Pilotprojekten soll zur Klärung der Frage beitragen, ob Nährstoffe wie Medikamente angewendet werden können, um bei hochgradig gefährdeten Personengruppen, z. B. bei Zigarettenrauchern oder bei Patienten mit prämalignen Läsionen, die Entwicklung zum Krebs zu verhindern.

Bisher sei unbewiesen, daß Nährstoffe Krebserkrankungen verhüten können, und es seien auch keine Daten bekannt, die eine Selbstbehandlung mit zusätzlichen Nährstoffen rechtfertigen würden. In diesem Zusammenhang wird auf vier große Studien verwiesen, die offene Fragen klären sollen:

— So nehmen in den USA 23000 Ärzte zusätzlich β-Carotin — entweder allein oder in Verbindung mit Aspirin — ein mit dem Ziel, Antwort auf die Frage zu bekommen, ob so die Inzidenz von Krebs und Herzkrankheiten herabgesetzt werden kann. In Finnland nehmen 19000 Raucher β-Carotin oder Vitamin E ein, um Aufschluß darüber zu erhalten, ob einer dieser Stoffe Lungenkrebs verhüten kann.
— Rauchende Asbest-Arbeiter mit erwiesenen Lungenschäden prüfen durch Einnahme von β-Carotin und Vitamin A deren Fähigkeit, Lungenkrebs oder Mesotheliome zu verhindern.
— In einem Gebiet wie Chicago, das durch eine hohe Todesrate bei Speiseröhrenkrebs gekennzeichnet ist, wird Probanden mit Zellveränderungen in der Speiseröhre eine Kombination von Vitaminen und Mineralstoffen verabreicht.
— In Italien bekommen 5000 Frauen, die Krebs in einer Brust aufwiesen, synthetisch hergestelltes Vitamin A zwecks Klärung, ob sich dadurch die Krebsentwicklung in der anderen Brust verhindern läßt. Im US-Bundesstaat New Hampshire nehmen 1200 Patienten — nach Entfernung eines malignen Polypen aus dem Colon oder dem Rectum — β-Carotin und die Vitamine C und E ein, um zu testen, ob durch derartige Gaben die Entwicklung weiterer Polypen verhindert werden kann.

Die Dauer der insgesamt 24 Studien bewegt sich zwischen 2 und 5 Jahren. Im US-Krebsinstitut sind nach Greenwald bereits 600 verschiedene Substanzen entdeckt worden, die das Krebsgeschehen in irgendeiner Weise beeinflussen können. Die 54 aussichtsreichsten Substanzen sind bereits 1987 in die tierexperimentelle Prüfung einbezogen worden.

Dr. John Bertram, der Direktor für Grundlagenforschung im Krebsforschungszentrum von Hawaii, wird mit dem Hinweis zitiert, daß es, obwohl man niemals alle karzinogenen Substanzen aus der Umwelt wird entfernen können, bei wachsender Chemoprävention möglicherweise gelingen wird, die Folgen dieser Belastung positiv zu beeinflussen.

S. Augustat

Eröffnung des Nestlé-Forschungszentrums für Ernährungswissenschaft

Im Juni 1987 wurde in Vers-chez-les-Blanc in der Nähe von Lauzanne, Schweiz, ein neues Nestlé-Forschungszentrum eröffnet. Das CRN (Centre de Recherche Nestlé) soll sich im Rahmen von multidisziplinären Projekten mit Grundlagenforschung auf dem Gebiet der Ernährungswissenschaften sowie mit Nahrungsmitteltechnologien und -sicherheit befassen. Es besteht aus sechs miteinander verbundenen Gebäuden mit einer Vielzahl von Laboratorien (Chemie, chemische Technologie, Biochemie, Molekularbiologie, Immunologie, Mathematik, Physik, Elektronik, Informatik, Mikroskopie, Toxikologie, Stoffwechsel und Pharmakokinetik, Kohlenhydrate, Fette, Proteine, sensorische Bewertung) und einer Bibliothek mit 15000 Büchern, 1000 Zeitschriften und Direktzugriff zu den bedeutendsten internationalen wissenschaftlichen Datenbanken.

Das Zentrum ist mit modernsten analytischen und physikochemischen Instrumenten ausgerüstet, insbesondere zur Durchführung von Untersuchungen mittels Durchstrahlungs- und Rasterelektronenmikroskopie, Elektronenspinresonanz, Massenspektrometrie und Gaschromatographie sowie von radioaktiven und stabilen Isotopenanalysen. Neben Laboratorien, die mit Milligramm-Mengen arbeiten, gibt es ein Großlaboratorium für die verfahrenstechnische Forschung und Entwicklung, wo Ansätze in einer Größenordnung von 100 kg verarbeitet werden können.

Das Zentrum beschäftigt 400 Mitarbeiter, davon etwa 130 Hochschulkader. Ein Drittel der Wissenschaftler sind Ausländer aus 25 Nationen; das Durchschnittsalter der Mitarbeiter beträgt 38 Jahre. An folgenden Schwerpunkten wird gearbeitet:

— Pharmakologische und pharmakokinetische Untersuchungen von Nahrungsmitteln und ihren Komponenten;
— klinische Ernährung;
— kalorienreduzierte Nahrung für Übergewichtige und Fettsüchtige;
— Rolle von Fetten und Fettsäuren; Einbau von Fettsäuren ins Gehirn und deren langfristige Wirkung auf die Gedächtnisleistung und andere Funktionen des Nervensystems;
— Eiweißallergie; enzymatischer Abbau von Eiweißallergenen;
— Rolle von Spurenelementen, insbesondere von Eisen, Kupfer und Zink;
— Toxikologie der Naturprodukte;
— Rolle von Vitaminen und essentiellen Aminosäuren.

Quelle:
Biowiss. Inf. (Berlin) 11 (1987) Nr. 7, S. 11–12.

Anlage zur Erzeugung von L-Lysin in der Ungarischen Volksrepublik

Die Anlage, die L-Lysin als Futterzusatz in der Tierproduktion herstellen wird, soll mit internationaler Beteiligung finanziert werden. Ausgerüstet mit der Technologie der japanischen Firma Kyowa Hakko, wird die Gesamtinvestition mit 45 Mill. US-Dollar veranschlagt.

Darlehen und Aktienkapital stammen anteilig von der International Finance Corp. (IFC), einem Tochterunternehmen der Weltbank, den japanischen Firmen Kyowa-Hakko und Toyo Menka sowie aus landwirtschaftlichen Einrichtungen der Ungarischen Volksrepublik.

Quelle:
Biowiss. Inf. (Berlin) 11 (1987) Nr. 7, S. 17.

Aus Universitäten und Hochschulen der DDR

Warenkundliche und technologische Forschungen zur Logistik

Mit Teilnehmern aus den Niederlanden sowie aus Schweden und der BRD hat die Sektion Warenkunde und Technologie der Handelshochschule Leipzig die zweite internationale Weiterbildungsveranstaltung in der Zeit vom 14.–18. September 1987 durchgeführt. Mittelpunkt der als zweite warenkundliche Studienexkursion angekündigten Veranstaltung war eine zweitägige Vortragstagung über „Warenkundliche und technologische Forschungen zur Logistik", die in Zusammenarbeit mit der Polnischen Warenkundlichen Gesellschaft vorbereitet worden war.

Die Vorträge befaßten sich speziell mit neuen Ergebnissen warenkundlicher Forschungen, mit aktuellen Fragen der Praxis des Transports, der Lagerung, des Güterumschlags, der Qualitätssicherung sowie der Normung und Standardisierung, außerdem auch mit dem Stand und den Entwicklungsrichtungen der Handelstechnologie. Aus der Sicht von Wissenschaft und Praxis wurden u. a. „Fortschritte der warenkundlichen Forschung und ihre Bedeutung für Lagerung, Transport und Verpackung", „Lagerung, Transport und Verpackung im Rahmen der Qualitätssicherung" und „Normung und Standardisierung von Transport, Güterumschlag und Lagerung" beleuchtet. Weitere Vortragsschwerpunkte waren u. a. „Fortschritte der Forschung zu Fragen der Warenpflege", „Hygienische Anforderungen an Transport, Lagerung und Verpackung", „Beanspruchungsprüfungen in der Praxis", „Die Bestimmung der Grenzbeanspruchungen von Erzeugnissen als Grundlage für die Beurteilung logistischer Systeme" und „Umwelteinflüsse auf Erzeugnisse im Handel". Der Präsident der Polnischen Warenkundlichen Gesellschaft und Leiter der Abteilung allgemeine Warenkunde am Institut für Warenkunde der Ökonomischen Akademie Kraków, Dozent Dr. M. Skrzypek, informierte ergänzend über „Maßnahmen zur Erhaltung der Erzeugnisqualität und ausgewählte Ergebnisse warenkundlicher Untersuchungen in der VR Polen".

Bei der Vortragsveranstaltung wurden Exporterzeugnisse aus der DDR vorgeführt, die — wie Spirituosen aus dem VEB Weinbrand Wilthen und der Likörfabrik Zahna, Biere aus der Radeberger und der Wernesgrüner Exportbierbrauerei und Erzeugnisse aus dem Kombinat Süßwaren — bereits am Wissenschaftsbereich Warenkunde in den vergangenen Jahren unter extremen Bedingungen auf ihre Eignung für den Export untersucht worden sind.

Exkursionen führten die Teilnehmer in namhafte Betriebe im Thüringer Raum, wie z. B. in den VEB Kombinat Carl Zeiss JENA und in das Wellpappenwerk Arnstadt, sowie in die Nationalen Forschungs- und Gedenkstätten in Weimar.

In einer Ausstellung erhielten die Teilnehmer einen Einblick in die Lehre und Forschung auf den Gebieten der Warenkunde und der Technologie im Binnenhandel an der Handelshochschule Leipzig, während gleichzeitig der für warenkundliche Literatur zuständige Leipziger Fachbuchverlag einen Einblick in sein umfangreiches Editionsprogramm gab.

G. Grundke

Neuerscheinungen der WHO

Environmental Health Criteria 58: Selenium.

WHO, Genf 1987. 306 Seiten, ISBN 92-4-154258-6; Preis: 24,— Sw.fr., 14,40 US-Dollar.

Vorgelegt wird eine ausgezeichnete Monographie über das ubiquitär verbreitete Selen mit den Teilaspekten Chemie und analytische Methoden, Vorkommen und Kreislauf des Elements in der Umwelt einschließlich seiner Anwesenheit in der Nahrungskette, Exposition des Menschen, Wirkungen auf Tiere und den Menschen. Selendefizit und -toxizität werden gleichermaßen erörtert wie Fragen des Selenmetabolismus.

Die große Variabilität der Selenaufnahme durch den Menschen (11 bis 5000 µg/Tag, meist 20 bis 300 µg/Tag), die u. a. durch unterschiedliche geographische Bedingungen, Differenzen in der Selenaufnahme der Pflanzen aus dem Boden, Eßgewohnheiten und Nahrungspräferenzen bedingt ist, wird ausführlich betrachtet. Die hohe Inzidenz von Krebs bei geringer Selenaufnahme wird diskutiert, wobei jedoch kein abschließendes Urteil abgegeben werden konnte.

R. Macholz

Einvironmental Health Criteria 66: Kelevan

World Health Organization, Genf 1986. 32 Seiten, 3 Tab., ISBN 92-4-154266-7, ISSN 0250-863X; Preis 6,— Sw. fr., 3,— US-Dollar.

Die WHO-Broschüre enthält die wichtigsten Angaben über das Insektizid Kelevan, das in vielen Ländern eingesetzt wird, u. a. zur Bekämpfung des Kartoffelkäfers.

Neben den physikalischen und chemischen Eigenschaften werden analytische Methoden (GC-Bestimmung nach Umwandlung des Kelevan in seinen Metaboliten Chlordecone) und die Möglichkeiten der Exposition, des Weitertransports, der Verteilung und des Metabolismus in der Umwelt beschrieben. Darüber hinaus werden Rückstandswerte in Wasser, Boden und Lebensmitteln mitgeteilt.

Aus den Ergebnissen einer begrenzten Anzahl von Untersuchungen zur Toxizität wird geschlußfolgert, daß Kelevan toxikologisch wie sein Abbauprodukt Chlordecone (vgl. dazu Nr. 43 in der Serie der WHO Environmental Health Criteria) eingeschätzt werden muß.

M. Kujawa

Environmental Health Criteria 67: Tetradifon

World Health Organization, Genf 1986. 47 Seiten, 4 Tab., ISBN 92-4-154267-5, ISSN 0250-863X; Preis: 7,— Sw. fr., 3,50 US-Dollar.

Tetradifon ist ein Akarizid, das weltweit in der Landwirtschaft eingesetzt wird. Der gegenwärtige toxikologische Kenntnisstand läßt bei sachgemäßer Anwendung des Produktes keine gesundheitsschädigenden Effekte im Warmblüter erkennen.

Die vorliegende Broschüre faßt die toxikologischen Untersuchungsergebnisse, die zugegebenermaßen bislang lückenhaft sind, zusammen und gibt Empfehlungen für weitere Testungen wie toxikologische Langzeituntersuchungen einschließlich Cancerogenitätstests, sowie Metabolismusstudien.

Daneben wird Datenmaterial über Rückstände im Boden und in Lebensmitteln zusammengefaßt. Weitere Kapitel befassen sich mit Untersuchungen zur Kinteik im Organismus sowie mit den chemischen und physikalischen Eigenschaften des Wirkstoffs. Als günstigste analytische Methode wird nach Extraktion mit Ether die gaschromatographische Bestimmung mittels Elektroneneinfangdetektor empfohlen.

M. Kujawa

Technical Report Series 737: Resistance of Vectors and Reservoirs of Disease to Pesticides

World Health Organization, Genf 1986. 87 Seiten, 5 Tab., ISBN 92-4-120737X, ISSN 0512-3054; Preis: 12,— Sw. fr., 6,— US-Dollar.

Auf Grund der Tatsache, daß die Resistenz von krankheitsübertragenden Organismen gegen Pestizide ständig zunimmt und sich auf immer weitere geographische Regionen ausdehnt, fand im November 1985 eine Spezialistenberatung zu diesem Thema statt, deren Ergebnisse im vorliegenden Heft (= Tenth Report of the WHO Expert Committee on Vector Biology and Control) zusammengefaßt sind.

Im einzelnen werden folgende Kapitel abgehandelt: Kenntnisstand und gegenwärtiger Status der Resistenz; Einfluß der Resistenz auf die Vektorkontrolle in verschiedenen Teilen der Welt; Biochemische Untersuchungen zur Ausbildung von Resistenzerscheinungen; Testmethoden zum Nachweis der Pestizidresistenz und Methoden, die der Ausbildung der Resistenz entgegenwirken.

Als Anhang ist u. a. eine Übersicht über Resistenzerscheinungen gegenüber DDT, Organophosphaten und anderen Verbindungen in zahlreichen Krankheitsüberträgern in verschiedenen Teilen der Welt beigefügt.

M. Kujawa

Buchbesprechungen

Medicinische Fachsprache, Bd. 1. Herausgegeben von Klaus-Peter Eschenbach. Jungjohann Verlagsgesellschaft mbH, Neckarsulm—München 1987. 1. Aufl., 32 Seiten, ISBN 3-88454-838-7, Preis: 19,80 DM.

Die medizinische Fachsprache ist ein Instrument, dessen sich der praktisch tätige wie der forschende Arzt mit Selbstverständlichkeit bedient. Veränderungen und Ergänzungen, teilweise verbunden mit Sinnänderungen sowie -erweiterungen, besonders durch technische Begriffe aus dem angloamerikanischen Sprachbereich, erfolgen fortwährend und vollziehen sich für den Nutzer fast unmerklich. Schwierigkeiten im Umgang mit dieser Fachsprache können sich bei der Verwendung neuer Begriffe, bei synonym gebrauchten Bezeichnungen, bei unterschiedlichen Schreibweisen und bei kontroversen Ansichten über die Gültigkeit bestimmter sprachlicher Normen ergeben. Mit der periodisch geplanten Herausgabe dieses Magazins, dessen erster Band Beiträge zum Sprachwandel in der Fachwerbung, zur Korrektur anatomischer Begriffe und zur Silbentrennung lateinischer und griechischer Fachwörter bringt, sollen — wie im Vorwort gesagt — Ansichten und Meinungen vorgestellt und undogmatisch diskutiert werden. Wie aus den „Bemerkungen zu Eschenbachs Fremdwörterschreibung“ und aus „Briefe an den Herausgeber“ hervorgeht, sind die Ansichten zur vorgestellten Thematik sehr geteilt. Das Magazin kann damit Sachkennern als

Diskussionsgrundlage dienen, ersetzt aber im täglichen Gebrauch keineswegs medizinische Fachwörterbücher oder den Duden.

K. Vetter

Milcheiweiß für Lebensmittel. Herausgegeben von A. Nienhaus und E. H. Reimerdes. Behr's Verlag, Hamburg 1987. 289 Seiten, ISBN 3-925673-05-9, Preis: 68,— DM.

In diesem Buch werden die Einsatzmöglichkeiten von Milchproteinen in Backwaren, Süßwaren, Emulsionssystemen (Dressings, Mayonnaisen) und Fleischwaren sowie die Bedeutung der Milchproteine in der menschlichen Ernährung (Diätetik, Sportlernahrungen) und in der Tierfütterung dargestellt. Zwei umfangreiche Abschnitte enthalten detaillierte Angaben über Struktur und Funktion der Milchproteine, deren Unterschiede in der Verarbeitungseignung sowie über Gewinnungsverfahren für Caseinate und Molkenproteine, was für die industrielle Herstellung von Milcheiweißprodukten und ihren Einsatz in Lebensmitteln recht wichtig ist.

Für eine weitere Auflage ist folgendes zu empfehlen:

Beim Vergleich der Aminosäurespektren von Proteinen sollte die FAO/WHO/UNU-Empfehlung von 1985 herangezogen werden. Die Wirkung der einzelnen Milchproteinprodukte — z. B. der Caseinate, Molkenproteine und des Magermilchpulvers — in verschiedenen Lebensmittelsystemen sollte hinsichtlich der Systematik bei der Darstellung dem Kapitel Emulsionen angepaßt werden.

G. Muschiolik

Human body composition and fat distribution. Report of EC Workshop, London, 10—12 December 1985. Ed.: N. G. Norgan. EURO NUT report 8, Wageningen 1985, 250 p., ISBN 90-70840-16-2; Preis: 7 US-Dollar.

Dieser 8. Band der seit 1982 herausgegebenen EURO-NUT-Reihe ist ein zusammenfassender Bericht über einen Workshop führender Fachkräfte aus 10 Ländern zur Problematik „Körperzusammensetzung und Fettverteilung und ihre Beziehungen zum Ernährungs- und Gesundheitszustand des Menschen".

Im ersten Teil des Berichtes (6 Beiträge) werden, ausgehend von der Grundkonzeption Behnkes, daß der Mensch aus einer fettfreien Körpermasse konstanter Zusammensetzung und aus Fettgewebe (adipose tissue) besteht, traditionelle Methoden zur Erfassung und Beurteilung der Körperzusammensetzung kritisch dargestellt und ihre Möglichkeiten und Grenzen für individuelle bzw. epidemiologische Untersuchungen diskutiert.

Neue Methoden zur Analyse der Körperzusammensetzung wie die Neutronenaktivierungsanalyse, die Computer-Tomographie, die kernmagnetische Resonanz-Spektroskopie, die Messung der Gesamtkörperladung sowie die bioelektrische Impedanzmessung werden im zweiten Teil der Broschüre vorgestellt und im Vergleich zu den herkömmlichen Methoden kritisch bewertet. Diese für eine vertiefte Analyse der Körperzusammensetzung interessanten Methoden werden aufgrund ihres hohen materiellen Aufwandes vorerst nur Spezial-laboratorien zur Verfügung stehen.

Die genetisch- bzw. umweltbedingte Fettverteilung und ihre Beziehung zu Herz- und Kreislauf-Krankheiten, Adipositas und zu Fettstoffwechsel-Störungen werden in den beiden letzten Abschnitten (7 Beiträge) abgehandelt.

Dieser 8. Band der bemerkenswerten EURO-NUT-Publikationsreihe gibt den aktuellen Kenntnisstand zum Problem Körperzusammensetzung und Fettverteilung wieder. Somit ist er für alle, die sich mit dem Ernährungszustand des Menschen und dessen Beziehungen zum Gesundheitszustand befassen, eine wichtige Informationsquelle.

D. Johnsen

Grundriß der allgemeinen Warenkunde. Band I: Einführung — Warensystematik. Von G. Grundke. VEB Fachbuchverlag Leipzig 1987. 6., neubearb. Aufl., 128 Seiten, 17 Abb., 24 Übersichten. ISBN 3-343-00316-6; Preis: 7,80 M.

Im vorliegenden Band I der Neubearbeitung des dreibändigen Lehrbuches behandelt der Autor nach einem einführenden Kapitel die Grundlagen der Warensystematik. Im Band II wird auf die Grundlagen der Warenprüfung und im Band III auf die Grundlagen der Warenpflege sowie die Verpackung der Waren eingegangen. Diese Inhaltsübersicht verdeutlicht, daß der zu rezensierende Band I im Zusammenhang mit dem vollständigen Lehrbuch und seinem Anliegen betrachtet werden muß.

Das Werk soll dem Studierenden für ein bedeutsames Lehrgebiet als Wegweiser dienen, zugleich aber Wissenschaftler und Praktiker in die allgemeine Warenkunde einführen und ihnen die für die Praxis wichtigsten warenkundlichen Grundkenntnisse vermitteln. Der vom zweiten Anliegen betroffene Kreis ist sehr groß, denn hier werden sowohl Händler und Planer als auch auf den Gebieten der Technologie, Warenprüfung, Standardisierung, Verpackung und des Transportwesens Tätige angesprochen. Bedenkt man, daß rund 50% des Einzelhandelsumsatzes auf Lebensmittel entfallen, deren Gebrauchswerterhaltung eine bedeutende material-ökonomische Aufgabenstellung ist, so dürften sich unter dem Leserkreis dieser Zeitschrift viele von dem Werk angesprochen fühlen.

H. Groß

Würzmittel
Von J. Seidemann und G. Siebert. VEB Fachbuchverlag Leipzig 1987. 208 Seiten, 90 Abb., 20 Tab., ISBN 3-343-00312-3; Preis: 29,50 M.

Wenn von ernährungsphysiologisch hochwertigen Lebensmitteln, Speisen und Gerichten gesprochen wird, so sind darin immer die sensorischen Eigenschaften mit eingeschlossen. Anbaubedingungen, Ernte, Lagerung, Be- und Verarbeitung von Rohstoffen für Nahrungsmittel führen zu Veränderungen von Geruch, Geschmack und meist auch von bestimmten biochemischen Eigenschaften der Endprodukte. Die Kunst des Würzens ist daher so alt wie die menschliche Gesellschaft. Solange es Kochbücher gibt, gibt es auch die unterschiedlichsten Hinweise über Mittel zum Würzen.

Gleich im ersten Kapitel erfahren wir, daß es sich bei Würzmitteln um natürlich vorkommende, verarbeitete oder synthetisch hergestellte Stoffe handelt, die keinen oder nur geringen Nährwert haben und bereits bei Zugabe kleiner Mengen in der Lage sind, den Geruch und/oder den Geschmack von Lebensmitteln und Speisen zu verbessern und darüber hinaus den Stoffwechsel des Menschen günstig zu beeinflussen.

Gemäß dieser Definition folgen in systematischer Gliederung Informationen über Bildung, chemische und physikalische Eigenschaften, Gewinnung und Herstellung von Würzmitteln sowie über ihre Qualitätskontrolle. Im speziellen Teil werden dann Geschichte und Herkunft, Anbau, Be- und Verarbeitung, Aufbereitung, Lagerung und praktische Anwendung einzelner Würzmittel sowie von Gewürz- und Kräutermischungen beschrieben. Ein Kapitel über gesetzliche Bestimmungen bezüglich des Verkehrs mit Würzmitteln sowie ein Literatur- und Sachwortverzeichnis beschließen das Buch. Für alle Beschäftigten der Lebensmittelindustrie, der gesellschaftlichen Speisenwirtschaft und für Hausfrauen wie Hobbyköche ist das reich illustrierte Buch als Informationsquelle und Arbeitsmittel zu empfehlen.

H.-A. Ketz

Methoden und Standards für Milch und Milchprodukte
Redaktion: E. H. Reimerdes. Behr's Verlag, Hamburg 1987. 167 Seiten, ISBN 3-925673-08-3, ISSN 0724-8784; Preis: 40,— DM.

Ausgehend von der Bedeutung der Erarbeitung und Verbesserung von Standards und Methoden zur Charakterisierung der Qualität von Lebensmitteln, werden im vorliegenden Band 12 der GDCh-Schriftenreihe die in der BRD und in anderen Ländern unternommenen Bemühungen auf dem Gebiet der Qualitätssicherung von

Milch und Milchprodukten analysiert. An Hand von 6 Referaten wird detailliert über Umfang und Ergebnisse der Arbeiten einzelner Organisationen (z. B. FAO, WHO, EWG, AOAC, IMV) zum Thema „Standards und Analysenmethoden für Milch und Milchprodukte" berichtet mit dem Ziel, über eine verbesserte Koordinierung der Aktivitäten der einzelnen Arbeitsgruppen zu einem — aus Sicht der EWG — international einheitlichen Methodensystem zu gelangen. Basierend auf den einzelnen Beiträgen, werden in einer Übersicht („Organogramm") die Zusammenhänge und Beziehungen zwischen den einzelnen Gremien dargestellt, und am Schluß des Buches findet sich in tabellarischer Form eine Methodensammlung.

J. Kroll

The potato in the human diet

Von J. A. Woolfe. Cambridge University Press, Cambridge 1987. 231 + XV Seiten, 41 Abb., 46 Tab., ISBN 0-521-32669-9; Preis: 17,50 £, 32,50 US-Dollar.

Ausgehend von der Erweiterung der Kartoffelprodukte in den letzten Jahrzehnten — besonders in Entwicklungsländern (derzeit werden Kartoffeln in 132 Ländern angebaut) — wird der gegenwärtige Kenntnisstand über den Nährwert von Kartoffeln und ihre Rolle in der Ernährung dargestellt. Abgehandelt werden bedeutsame Inhaltsstoffe, wie die Kohlenhydrate (Stärke, Zellwandpolysaccharide, niedermolekulare Zucker), Proteine, Vitamine, Mineralstoffe, Lipide, Carbonsäuren und Enzyme, ihr Gehalt und ihre Zusammensetzung — auch im Vergleich mit anderen pflanzlichen Rohstoffen und Lebensmitteln — sowie ihre Veränderungen unter dem Einfluß der Lagerung, des Kochens und der Verarbeitung. Besonderer Wert wird auf die Darstellung der Eigenschaften und der physiologischen Bedeutung des Kartoffelproteins gelegt, einschließlich der Gewinnung und Verwertung von Protein aus Kartoffelfruchtwasser, einem Nebenprodukt der Kartoffelstärkeindustrie. Außerdem werden das Vorkommen und die Wirkungen der Glykoalkaloide, Proteinaseinhibitoren und Lektine diskutiert.

Ein wesentliches Anliegen des Buches ist das Bekanntmachen mit den Problemen der Kartoffelverwertung in ausgewählten tropischen Ländern (Indonesien, Rwanda, Guatemala, Peru).

G. Dongowski

Das Grunddiät-System
Leitfaden der Ernährungstherapie mit Vollwertnahrung.

Von H. Anemueller. Hippokrates-Verlag Stuttgart, 1987. 3., völlig neubearbeitete Auflage, 203 Seiten, 29 Abb., 54 Tab., ISBN 3-7773-0824-2; Preis: 54,— DM.

Der Autor legt die dritte, völlig neubearbeitete Auflage seines 1980 erstmalig erschienenen Buches vor. Er geht von dem Grundkonzept aus, die Diätetik zu vereinfachen und praktikabler zu gestalten. Auf der Basis der heutigen Stoffwechselkenntnisse soll sich die Diätetik nicht mehr auf die Therapie von Einzelfunktionen oder Organen konzentrieren, sondern auf Funktionsbereiche des Organismus. Nach Auffassung des Autors sind mit einer Grunddiät-Vollwertnahrung 90% der Fälle zu behandeln, bei denen eine Langzeit-Ernährungstherapie erforderlich ist. Die fehlenden 10% ernährungsbeeinflußbarer Erkrankungen sind nicht mit normierten Diäten zu behandeln; für sie sind Sonderdiäten vorgesehen, die auf spezielle und wechselnde Befunde Rücksicht zu nehmen haben.

In gesonderten Kapiteln werden Grundsätze der Ernährungstherapie, die Ernährungstherapie mit Grunddiät-Vollwertnahrung und die Intensivernährungstherapie mit speziellen Regimen behandelt. Übersichtlich und leicht verständlich sind die Sonderdiäten bearbeitet, wie sie für die gezielte Ernährungstherapie, z. B. bei chronischer Niereninsuffizienz oder bei Colitis ulcerosa, erforderlich sind. Gute Tabellen, Kurzzusammenfassungen und zahlreiche küchentechnische Hinweise erleichtern eine schnelle Orientierung. Besonders hervorzuheben ist die Zusammenstellung der ernährungsphysiologischen Daten und Notizen sowie die angefügte Nährwerttabelle: nützliche und gute Informationen für den Leser.

Nachteilig ist, daß der Autor das Grundrezept der Vereinfachung verläßt. 13 Varianten der Grunddiät-Vollwertnahrung tragen nicht zur Vereinfachung bei, die Nomenklatur wird dadurch unübersichtlich.

Das Buch ist für alle Berufsgruppen, die sich mit Krankenernährung befassen, zu empfehlen, spiegelt aber generell die Schwierigkeiten wider, die bei der Vereinfachung und Vereinheitlichung der Krankenernährung bestehen.

W. Lüder

Hyperurikämie und Gicht

Von Peter Thiele, Gerhard Heidelmann und Hans-Egbert Schröder. VEB Gustav Fischer Verlag Jena, 1986. 180 Seiten, 17 Abb., 25 Tab., ISBN 3-334-00010-9; Preis DDR: 26,— M, Preis Ausland: 35,— DM.

Patienten mit Störungen des Purinstoffwechsels gehören heute zum Krankengut jeder Klinik und Poliklinik. Bei der Schnelligkeit der wissenschaftlichen Entwicklung und der Flut an Informationen ist es deshalb notwendig, neue Erkenntnisse zur Ätiologie und Pathogenese sowie neue Ergebnisse in der Diagnostik und Therapie immer wieder zu analysieren und — soweit praxisrelevant — auch kurzfristig wirksam werden zu lassen. Festlegungen zum Handeln sind dazu erforderlich. Diesem Anliegen dient die vorliegende Monographie. Sie faßt in bewährter Einteilung das Wesentliche an gesicherten Erkenntnissen und Maßnahmen sowie an neuen Forschungsergebnissen zusammen. Häufige, mit der Hyperurikämie und Gicht assoziierte Störungen wie Adipositas, Kohlenhydrattoleranzstörung, Hyperlipoproteinämien, Arteriosklerose und Fettleber werden entsprechend ihrer Bedeutung berücksichtigt. Im Rahmen der purinarmen Kost wäre es zweckmäßig, auch Hinweise auf die Stoffwechsel-Grunddiät zu geben. Sie empfiehlt sich bei allen Erkrankungen des metabolischen Syndroms, die, worauf auch in vorliegender Monographie hingewiesen wird, häufig gemeinsam vorkommen. Vielleicht kann das in einer späteren Auflage berücksichtigt werden. Die kurzgefaßte und klare Darstellung mit aktuellen Literaturhinweisen ermöglicht einen raschen Überblick. Die eindeutigen Stellungnahmen und Aussagen, besonders zu Fragen der Diagnostik und der differenzierten abgestuften Therapie, machen das Buch zu einem wertvollen Ratgeber für die Praxis.

K. Vetter

Diät bei Stuhlverstopfung

Von E. Kriehuber und J. Kriehuber, Verlag Wilhelm Maudrich, Wien 1987. 80 Seiten, ISBN 3-85175-464-6; Preis: 98,— ö. S., 14,80 DM.

Im vorliegenden Heft 8 der Serie „Maudrichs neuzeitliche Diätküche" werden anschaulich und einprägsam Ursachen und Ernährungsmaßnahmen zur Beeinflussung der Stuhlverstopfung beschrieben. Auf die Bedeutung und Wirkung der Ballaststoffe der Nahrung zur Vermehrung des Stuhlvolumens, zur Verkürzung der Darmpassagezeit und zur Verringerung des intraluminalen Drucks im Darm wird besonders eingegangen. Übersichtlich zusammengefaßt werden Ernährungshinweise bei mäßiger Obstipation, Maßnahmen bei erheblicher Obstipation und bei Abgewöhnung von Abführmitteln sowie Intensivmaßnahmen zur Anregung der Stuhlabgabe. Die Knetmassage der Bauchdecke und das Training zur Stärkung der Bauchmuskulatur zur Förderung der Darmperistaltik werden an Hand einfacher Skizzen erläutert. Der überwiegende Teil des Buches umfaßt Rezepte, die entsprechend der österreichischen Küche zusammengestellt sind. Es sind vorwiegend Gerichte mit hohem Ballaststoffgehalt. Die Auswahl an Hand von 188 Rezeptbeispielen ist groß. Ein gelungener, auf das Wesentliche orientierender Ratgeber.

K. Vetter

Hunger- und Sättigungsregulation im Säuglings- und Kindesalter.

Herausgegeben von Kurt Baerlocher und Ursula Wachtel. Georg Thieme Verlag, Stuttgart und New York 1987. 130 Seiten, 37 Abb., 11 Tab.; ISBN 3-13-707401-0; Preis: 28,— DM.

Vorliegende Broschüre faßt die Ergebnisse einer pädiatrischen

Arbeitstagung (Zürich, März 1987) über physiologische, intestinale und kephale wie auch über psychologische und pädiatrische Aspekte der Hunger- und Sättigungsregulation zusammen. In einem einleitenden Beitrag werden historische Aspekte und heutige Konzepte der Regulation von Hunger und Sättigung in übersichtlicher Form dargestellt.

Entsprechend dem derzeitigen Wissensstand werden alle aus der Peripherie eintreffenden Informationen im Gehirn durch eine Vielzahl von Transmittern und Neuropeptiden in den Nahrungsaufnahmetrieb (Hunger) und die Stillung des Nahrungsaufnahmetriebs (Sättigung) bzw. in die entsprechenden Verhaltensweisen „übersetzt". Dabei handelt es sich jeweils um dieselben peripheren Signale, die sich lediglich durch Veränderungen ihrer Intensität unterscheiden. Experimentelle Befunde haben ausreichend genaue Hinweise für die regulatorischen Funktionen prä- und postabsorptiver Signale aus Mundhöhle, Magen, Dünndarm, Leber und den Fettdepots sowie von im Blut zirkulierenden Metaboliten erbracht. Das unbehagliche Allgemeingefühl, das zur Nahrungsaufnahme drängt (auch als Hunger bezeichnet), wird im Hypothalamus und im limbischen System generiert. Es sind vor allem neuronale „Hunger"-Afferenzen aus dem äropharyngealen und dem gastroenteralen Bereich sowie humorale Afferenzen aus den Energiespeichern, die dem Hypothalamus das Bedürfnis nach Nahrung signalisieren. Es kommt zur Enthemmung und damit zur Aktivierung des lateralen Kerngebietes, das letztlich gemeinsam mit dem limbischen System die Motivation zur Nahrungsaufnahme erzeugt und gleichzeitig über vegetative und motorische Efferenzen und den Hirnstamm das komplexe Nahrungsaufnahmeverhalten induziert. Präabsorptive Signale determinieren vor allem das Ende einer Mahlzeit, während postabsorptive Signale vorwiegend die Dauer der Sättigung nach einer Mahlzeit und damit die Mahlzeitenfrequenz zu bestimmen scheinen.

Neben diesem in kurzer Form skizzierten Wissensstand zur Regulation von Hunger und Sättigung enthält die Broschüre Beiträge über das Dumpingsyndrom beim Säugling nach Magenoperation als klinisches Beispiel gestörter Sättigungsregulation, über das Appetitsverhalten bei Hyperammonämie, über psychologische Aspekte der Nahrungsaufnahme, über die Rolle der Mutter-Kind-Beziehungen sowie über die Mechanismen der Hunger- und Sättigungsregulation im ersten Lebensjahr. Die in der Broschüre zusammengefaßten Ergebnisse der Arbeitstagung sind für Ernährungswissenschaftler wie für Pädiater ein wertvolles Resümee über den Kenntnisstand zur Regulation der Nahrungsaufnahme.

H.-A. Ketz

Verhaltensbiologie.

Von Günter Tembrock. VEB Gustav Fischer Verlag Jena, 1987. 1. Auflage, 363 Seiten, 130 Abb., ISBN 3-334-00086-9; Preis DDR: 21,80 M, Preis Ausland: 29,— DM.

Der Autor versteht den vorliegenden Band der „Studienreihe Biowissenschaften" als Ablösung des Buches „Grundriß der Verhaltenswissenschaften". In die interessanten einführenden Betrachtungen über die Wissenschaft vom Verhalten sind Definitionen, Begriffserläuterungen, Abgrenzungen sowie Bemerkungen zum historischen Hintergrund eingeschlossen. „Die Verhaltensbiologie untersucht die Steuerung und Regelung der Wechselbeziehungen der Organismen mit ihrer Umwelt auf der Grundlage eines Informationswechsels, der auch den Einbau individueller Erfahrungen im Dienst der Umweltanpassung des Verhaltens ermöglicht." Der Begriff schließt die Vielfalt der Lernprozesse und auch jene Verhaltensphänomene ein, die nur für den Menschen kennzeichnend sind. Die Verhaltensbiologie und die Psychologie werden als Nachbardisziplinen innerhalb der Verhaltenswissenschaften gesehen.

Den allgemeinen Betrachtungen sind Kapitel über Methoden der Verhaltensforschung, allgemeine Kennzeichen, motiviertes Verhalten, Verhalten und Anpassung, verhaltensbestimmende Umweltansprüche, Funktionsweise des Verhaltens, Umwelt und ihr Wirkungsspektrum, Funktionen des Verhaltens, angewandte Verhaltensforschung sowie Verhaltensbiologie und Humanwissenschaften nachgestellt. Der Bogen ist von grundlegenden Erkenntnissen bis zu Anwendungen in der Praxis gespannt. Die Abbildungen, z. T. als Original, z. Z. umgezeichnet oder neu zusammengestellt, unterstützen oder ergänzen in eindrucksvoller Form den Text. Zugeordnet zu den Kapiteln gibt der Autor Hinweise auf ergänzende Literatur. Ein alphabetisch geordneter Quellennachweis sowie ein Register schließen den Band ab.

Das Buch ist insbesondere für Studenten verschiedener Disziplinen gedacht. Die interessante, straff geführte Darstellung und komplexe Einbindung mit Bezug zu weltanschaulichen Grundproblemen erhält ihren besonderen Reiz durch die Einbeziehung der Verhaltensbiologie in die geistigen Spannungsfelder zwischen Soziobiologie und evolutionärer Erkenntnistheorie. Somit ist das Buch von allgemeinem Interesse.

Greta Lewerenz

Küchen-Lexikon

Von einem Autorenkollektiv; herausgeg. von F. J. Herrmann. VEB Fachbuchverlag Leipzig, 1986. 2. Aufl., 730 Seiten, 37 Schwarzweißtafeln und 24 Farbtafeln sowie zahlreiche Übersichten und Tabellen, Kunstledereinband; ISBN 3-343-00137-6; Preis: 45,— M.

An der Zusammenstellung dieses Lexikons mit Ausführungen zu mehr als 11000 Stichwörtern waren 12 ausgewählte Gastronomen und Technologen beteiligt. In diese Zahl sind mehr als 7000 Rezepte, teilweise mit Mengen- und Nährwertenangaben, eingeschlossen. Köchen sowie Küchen- und Lehrmeistern werden hier umfassende Anleitungen für ihre Berufsarbeit vermittelt. Die Benutzungshinweise informieren über den praktischen Gebrauch des Lexikons, das in seinen Einzelabschnitten Auskunft erteilt über Rohstoffe, Halbfertig- und Fertigerzeugnisse, über Arbeitsverfahren, -organisation und -räume, sowie über Küchentypen, Handwerkszeug, Geräte, Maschinen und Anlagen zur Speisenherstellung und im umfangreichsten Kapitel über die Speisenherstellung selbst.

Die Hauptkapitel sind jeweils in sich alphabetisch geordnet. Durch Signaturen wird auf Bezüge zu anderen Stichwörtern verwiesen, wodurch Wiederholungen vermieden und Randinformationen gegeben werden. Besondere Kapitel befassen sich mit lebensmittelhygienischen und preisrechtlichen Fragen bzw. geben Hinweise zur Anwendung französischer Fachausdrücke.

Die Bereiche öffentliche und nichtöffentliche Gastronomie sind gleichrangig abgehandelt. Informationen über Ernährungsgrundsätze, Kostformen und warenkundliche Aspekte werden insoweit gegeben, als sie für den Küchenpraktiker von Bedeutung sind. Zum weitergehenden Studium verweisen sie auf andere, spezielle Fachliteratur. Technische und technologische Parameter und Kennzahlen findet der Benutzer in einigen Anlagen zusammengefaßt.

H. Weibelzahl

Lexikon der Sozialpolitik.

Herausgegeben von G. Winkler. Akademie-Verlag Berlin, 1987. 450 Seiten, ISBN 3-05-000236-0; Preis: 45,— M.

Das vorliegende Lexikon trägt dem Erfordernis Rechnung, den Stand der Kenntnisse über die Gesetzmäßigkeiten und Prinzipien der Wirtschafts- und Sozialpolitik kurz und übersichtlich zusammenzufassen. Es enthält Ausführungen zu grundlegenden Kategorien und wichtigen Begriffen aus folgenden Disziplinen: Sozialpolitik, Betriebswirtschaft, Arbeitswissenschaften, Sozialversicherung, Soziologie und Ökonomie. Die Begriffe und Definitionen sind interdisziplinär geprägt und dokumentieren den erreichten Stand sozialpolitischer Forschungen. Spezielle Wirtschaftslexika sowie politische und soziologische Nachschlagewerke werden dadurch sinnvoll ergänzt.

Da das Ernährungsbedürfnis zu den Grundbedürfnissen des Menschen zählt, muß es auch in der Sozialpolitik eines sozialistischen Staates berücksichtigt werden. So kann der auf dem Gebiet der Ernährung — in Wissenschaft und/oder Praxis — Tätige in dem Lexikon Begriffe wie Arbeiterversorgung, körperliche und geistige Beanspruchung, gesunde Ernährung, FAO, Gemeinschaftsverpflegung, Gesundheitserziehung, Gesundheitspolitik, Preispolitik, -stabilität und -stützung, Pro-Kopf-Verbrauch, gesellschaftliche Speisenwirtschaft, Verbraucher- und Verbrauchsstruktur und viele andere nachschlagen.

Nicht nur Gesellschaftswissenschaftler und in gesellschaftlichen Organisationen Engagierte finden hier in konzentrierter Form Definitionen und gesetzliche Grundlagen marxistisch-leninistischer Sozialpolitik, sondern auch für Naturwissenschaftler kann das Lexikon ein wichtiger Ratgeber sein.

Bedauerlicherweise ist nirgendwo ersichtlich, welcher der zahlreichen Autoren den Text zu dem jeweiligen Stichwort erarbeitet hat, was sich vielleicht in einer späteren Auflage ändern ließe.

Manuela Bergmann

Anfragen — Antworten

Frage: M. B. aus Gera

Was ist Glutal, und wofür kann man es verwenden?

Antwort:

Unter der Bezeichnung „Glutal" bietet der Handel einen Geschmacksverstärker an, der seine Wirkung besonders gut in salzigen Fleischspeisen entfaltet. Zur Gruppe der Geschmacksverstärker gehören Stoffe, die bestimmte Speisen und Gerichte in ihrer charakteristischen Geschmacksrichtung verstärken, ohne selbst einen besonders deutlichen Eigengeschmack aufzuweisen.

Glutal ist ein weißes, wasserlösliches Pulver, das aus einem bei der Weizenstärkeproduktion als Nebenprodukt anfallenden Eiweißstoff (Weizenkleber oder Weizengluten) hergestellt wird. Glutal besteht hautsächlich aus Natriumglutamat, d. h. dem Natriumsalz der Aminosäure „Glutaminsäure". Hauptanwendungsgebiete für diesen Zusatzstoff in der Lebensmittelindustrie sind Trockensuppen sowie Fleisch-, Fisch- und Gemüsekonserven. Im Haushalt verwendet man Glutal vorzugsweise zur Verstärkung bzw. Abrundung des Geschmacks von Fleischgerichten. Am Rande sei erwähnt, daß auch der natürliche Gehalt an Glutaminsäure in einigen Lebensmitteln so hoch ist, daß hierdurch geschmacksverstärkende Wirkungen hervorgerufen werden.

Einige Personen zeigen gegenüber größeren Mengen Natriumglutamat (5 g und mehr) eine gewisse Überempfindlichkeit. Wer das von sich weiß, sollte diesen Stoff meiden. In diesem Zusammenhang ist auf die Ausführungen auf S. 43 dieses Heftes über einen von M. Häberle veröffentlichten Zeitschriftenaufsatz hinzuweisen, der sich mit sog. Pseudo-Allergien befaßt, die durch Lebensmittelinhalts- bzw. -zusatzstoffe ausgelöst werden.

H.-A. Ketz

Frage: I. G. aus Markkleeberg

Leinsamen und Leinöl sollen schädliche Stoffe enthalten und auch sehr kalorienreich sein? Da ich diese Produkte oft im Haushalt verwende, bitte ich um eine Aufklärung.

Kann man Leinsamen auch als Abführmittel verwenden?

Antwort:

Leinsamen und das daraus hergestellte Leinöl sind zwar frei von gesundheitsschädlichen Stoffen, aber in der Tat sehr „kalorienreich" oder reich an Nahrungsenergie, wie wir heute korrekter sagen. So enthält Leinöl als typisches Pflanzenfett je 100 g 930 kcal, das entspricht 3900 kJ. Dieses Pflanzenöl ist wegen seiner Fettsäurezusammensetzung als ernährungsphysiologisch wertvolles Lebensmittel einzustufen. Neben 16 bis 23% Ölsäure enthält es auch die lebensnotwendige (essentielle) Linolsäure in einem Anteil von 17 bis 31%. Allerdings schränkt der mit 44 bis 54% recht hohe Gehalt an Linolensäure, die sehr sauerstoffempfindlich ist, die Haltbarkeit von Leinöl stark ein, da es leicht zum Ranzigwerden kommt.

Leinsamen — sein Ölgehalt liegt zwischen 30 und 40% — kann auch als gut verträgliches Abführmittel verwendet werden. Man setzt dazu 1 Eßlöffel Leinsamen auf eine Tasse Wasser kalt an, läßt den Ansatz 12 Stunden stehen und erhitzt ihn danach. Die durch ein Teesieb abgegossene Flüssigkeit ist vor einer Mahlzeit zu trinken.

H.-A. Ketz

Frage: H. I. aus Oberlungwitz

Ist Buttermilch auf nüchternen Magen schädlich?
Wieviel kann ich täglich davon trinken?

Antwort:

Ein gesunder Magen verträgt Buttermilch auch im nüchternen Zustand. Personen mit empfindlichem Magen sollten zu kalte, z. B. soeben aus dem Kühlschrank genommene Buttermilch meiden und sie nicht pur, sondern erst im Verlaufe einer Mahlzeit in kleineren Portionen trinken.

Eine Flasche (= 1/2 Liter) ist gewöhnlich ausreichend, denn diese Menge deckt für einen gesunden Erwachsenen (bei leichter körperlicher Arbeit) den Tagesbedarf an Eiweiß zu 24%, an Calcium sogar zu 100%, an Vitamin B_1 zu 12%, an Vitamin B_2 zu 50%, an Vitamin B_6 zu 10% und an Nahrungsenergie zu etwa 13 bis 16%.

Wegen ihres hohen ernährungsphysiologischen Wertes und des relativ niedrigen Gehaltes an Nahrungsenergie (der Fettgehalt liegt je nach Buttermilchsorte zwischen 0,5 und 1,0%, während Trinkvollmilch 2,2 bis 3,2% Fett enthält) ist Buttermilch ein besonders günstiger Bestandteil in einer Reduktionskost. Da das Milcheiweiß in der Buttermilch in fein geronnener Form vorliegt, hat sie eine verdauungsfördernde Wirkung und ist deshalb für Personen, die zu Verdauungsstörungen neigen, normalerweise besser verträglich als die gröber gerinnende Frischmilch.

H.-A. Ketz

Aus alten Zeiten

Gesunde Lebens- und Ernährungsweise aus der Sicht der Alten Griechen

In einem Fragment des Diokles von Karystos* wird ein „gesund verbrachter Tag" wie folgt beschrieben:

„Die Pflege der Gesundheit beginnt mit dem Aufwachen. Die Nahrung, die man am Abend vorher zu sich genommen hat, sollte dann schon vom Magen in den Darm übergegangen sein. Ein junges Individuum oder eines von mittleren Jahren sollte dann unmittelbar vor Sonnenaufgang einen Spaziergang von zehn Stadien (1 Stadium etwa 165 m) machen, im Sommer jedoch nur von fünf, und ältere Leute werden sowohl im Winter wie im Sommer noch weniger weit gehen. Nach dem Aufwachen sollte man nicht sofort aufstehen, sondern warten, bis die Schwere und Benommenheit des Schlafes sich verflüchtigt haben. Nach dem Aufstehen sollte man Nacken und Kopf gründlich massieren, um die Steifheit, die das Kissen verursacht hat, zu vertreiben. Dann reibe man den ganzen Körper mit Öl ein. Wer nicht gewohnt ist, seinen Darm sofort nach dem Aufstehen zu entleeren, sollte diese Einreibungen vor der Entleerung besorgen, während die anderen es nachher tun sollten, bevor sie irgend etwas anderes unternehmen ... Nachher wasche man jeden Tag Gesicht und Augen mit den Händen und verwende dazu reines Wasser. Man soll das Zahnfleisch massieren, um die Zähne zu kräftigen oder einfach die Zähne innen und außen mit den Fingern reiben und dabei etwas feines Pfefferminzpulver verwenden und die Zähne von Speiseresten befreien. Man soll Nase und Ohren inwendig am besten mit parfümiertem Öl einsalben ... Der Kopf erfordert sorgfältige Pflege wie Reiben, Salben, Waschen, Kämmen und Rasieren. Man soll ihn jeden Tag waschen, aber nur von Zeit zu Zeit kämmen ... Nach dieser Morgentoilette werden die einen freiwillig oder weil sie dazu gezwungen sind, arbeiten, die anderen aber werden einen Spaziergang unternehmen. Lange Spaziergänge vor den Mahlzeiten entleeren den Darm, bereiten ihn auf Nahrungsaufnahme vor und geben ihm mehr Kraft für die Verdauung ...

---

* Diokles von Karystos (auf Euböa), ein griechischer Arzt, der zu seiner Zeit als tüchtiger Praktiker und Anatom bekannt war, lebte im 4. Jahrhundert v. u. Z. Er vereinigte in seiner Lehre Gedankengut des Hippokratischen Systems und der westgriechischen Heilkunde.

Nach dem Spaziergang soll man sich hinsetzten und seine persönlichen Angelegenheiten erledigen, bis die Zeit kommt, wo man wieder an seinen Körper denken muß. Jünglinge und alle, die an Leibesübungen gewöhnt sind oder sie nötig haben, sollten in das Gymnasium gehen. Ältere oder schwächere Menschen tun besser daran, sich in ein Bad oder an einen warmen Ort zu begeben, um sich salben zu lassen. Falls aber die Menschen dieser Altersstufe ein Gymnasium zu ihrem eigenen Gebrauch haben, genügen leichte Massagen und ein wenig Turnen . . . Nach diesen körperlichen Übungen ist es Zeit zum Frühstück. Es sollte im Sommer aus weißer Hafergrütze und aromatischem Weißwein, der gut mit Honig und Wasser vermischt ist, bestehen — ein Haferschleim, der nicht bläht, nährt gleichfalls und ist leicht zu verdauen. Wer auf diese Art Ernährung keinen Wert legt, möge zum Frühstück kaltes Brot essen und dazu etwas gekochtes Gemüse, wie Kürbis oder Gurke, leicht zubereitet. Man trinke Weißwein und Wasser, bis man den Durst gelöscht hat, jedoch sollte man vor dem Essen Wasser trinken, und zwar viel, wenn man durstig ist, sonst weniger. Gleich nach dem Frühstück sollte man an einem schattigen, kühlen, windgeschützten Ort schlafen. Nach der Ruhepause beschäftige man sich nach Belieben mit seinen Privatgeschäften, mache noch einen Spaziergang oder gehe ins Gymnasium. Kräftigen Jünglingen wird es gut tun, ein kaltes Bad zu nehmen, wenn sie nach Beendigung ihrer Leibesübungen mit Staub bedeckt sind. Ältere, schwächlichere Leute sollen sich salben und leicht massieren lassen und darauf warm baden. Wie allgemein vorgeschrieben ist, soll man den Kopf niemals oder nur selten mit heißem Wasser waschen . . . Die Hauptmahlzeit nehme man dann ein, wenn der Körper leer ist und nicht noch schlecht verdaute Speisereste enthält. Im Sommer soll die Abendmahlzeit kurz vor Sonnenuntergang eingenommen werden und aus Brot, Gemüse und Hefegebäck bestehen. Zu Beginn esse man rohes Gemüse mit Ausnahme von Gurken und Pferderettich, da man diese Gemüse mehr am Schluß der Mahlzeit zu sich nimmt. Gekochte Gemüse werden am Anfang der Mahlzeit gegessen. Andere Speisen sind gekochter Fisch und Fleisch, Ziegen- und Schaffleisch, vornehmlich von jungen Tieren, und Schweinefleisch von Tieren mittleren Alters; was nun Geflügel anbetrifft, kann man Hühner, Rebhühner und Tauben essen. Alles soll einfach zubereitet sein . . . Vor dem Essen trinke man Wasser, und etwas später trinke man noch mehr davon. Dünne Menschen sollen dunklen, dickflüssigen Wein trinken, nach der Mahlzeit Weißwein. Dicke Menschen sollen immer Weißwein trinken; alle müssen den Wein mit Wasser verdünnt trinken. Baumobst hat wenig Wert, aber wenn man es in kleiner Menge vor der Mahlzeit ißt, schadet es verhältnismäßig wenig . . . Dünne, zu Blähungen neigende Menschen, die eine schlechte Verdauung haben, sollten sich gleich nach dem Essen zum Schlafen niederlegen, während andere, bevor sie schlafen, noch einen kleinen, langsamen Spaziergang machen. Jedem wird es gut tun, zuerst auf der linken Seite zu liegen, solange sich die Speisen im Bereich des Magens befinden; aber wenn der Leib weich geworden ist, drehe man sich auf die rechte Seite um. Es ist für keinen gesund, auf dem Rücken zu schlafen."

Quelle:
Henry Ernest Sigerist: „Geschichte der Medizin", 1954.

Dietlinde Friebe

Fragen — Antworten

Frage: I. K. aus Prerow
Ich besitze noch ältere Lebensmitteltabellen und habe mir eine neue gekauft. Da finde ich zum Teil beträchtliche Unterschiede in den Angaben über den Energie- und Nährstoffgehalt. Welche Gründe gibt es dafür?

Antwort:
Die Unterschiede in den Angaben über den Energie- und Nährstoffgehalt von Lebensmitteln in alten und neuen Tabellen sind auf mehrere Gründe zurückzuführen. Ältere Angaben basieren manchmal nicht auf lebensmittelchemischen Untersuchungen, sondern stellen lediglich Schätzwerte dar. Außerdem ist der Energie- und Nährstoffgehalt einzelner Erzeugnisse tatsächlich unterschiedlich. Das hat seine Ursache in den nur scheinbar gleichen, in Wirklichkeit jedoch unterschiedlich zusammengesetzten Ausgangsprodukten. So sind z. B. bei landwirtschaftlichen Rohstoffen gleicher Art die Gehalte an Nahrungsenergie und einzelnen Nährstoffen u. a. von den speziellen Wachstums-, Ernte- und Lagerbedingungen abhängig. Bei vielen Erzeugnissen wirken sich auch die jeweils eingesetzten Rezepturen und Herstellungsverfahren auf den Nährstoffgehalt mehr oder minder aus. Aus diesen und noch weiteren Gründen müssen bei solchen Angaben Schwankungen von etwa 10 bis 15% in Kauf genommen werden. Für die praktische Ernährung haben diese Schwankungen im Energie- und Nährstoffgehalt allerdings keine entscheidende Bedeutung und können somit vernachlässigt werden.

H.-A. Ketz

Frage: K. D. aus Werder (Kindergärtnerin)
Ist eine Obstpause für Kindergartenkinder täglich wünschenswert? Was sollen wir den Eltern empfehlen?

Antwort:
Ja. Gerade im Kindergarten gehört die „Obstpause" zu einer gesunden Ernährung. Bitten Sie die Eltern, irgendein geeignetes Stück Obst — oder auch Gemüse — je nach Jahreszeit mit in die Frühstückstasche zu tun. Bringen Sie den Kindern bei, dieses für die Obstpause aufzuheben, und erziehen Sie die Kinder zur regelmäßigen Einnahme eines zweiten kleinen Frühstücks. Es lohnt sich, bei den Eltern für die Gesundheit und das Wohlbefinden ihrer Kinder geduldige Überzeugungsarbeit zu leisten. Auch eingekochtes Obst kann in der Obstpause gegessen werden. Es fördert die normale Verdauung, enthält einige wichtige Nährstoffe und ist deshalb ernährungsphysiologisch wertvoll.

Die Tabelle gibt Beispiele für geeignete Obst- oder Gemüsegaben in einer Menge von jeweils etwa 100 g, auf die sich auch die Gehaltsangaben beziehen.

H.-A. Ketz

	Energiegehalt		Kohlenhydratgehalt in g	Eiweißgehalt in g	Gehalt an Vitamin C in mg
	in kcal	in kJ			
1 Apfel	55	230	13	0,3	12
1 Birne	55	230	13	0,3	7
1 Pfirsich	45	190	11	0,8	15
Pflaumen	60	250	15	0,6	6
Apfelkompott	100	420	24	0,2	3
Birnenkompott	70	290	18	0,3	2
Pflaumenkompott (ohne Steine)	90	380	22	0,5	2
2 Tomaten	20	85	3	1,0	24
1 Mohrrübe	35	150	7	1,0	5

Frage G. P aus Eicholz

Mein Kind ißt so gerne Süßigkeiten und hat schlechte Zähne Was soll ich tun?

Antwort

Zucker, Süßigkeiten aller Art und zuckerhaltige Lebensmittel (Kuchen, Speiseeis, Limonade u. a.) sind die Hauptverursacher der Karies (Zahnfäule). Beschränken Sie deshalb die Aufnahme von Süßigkeiten zunächst auf höchstens einmal am Tag, wenn möglich nach der Hauptmahlzeit. Sorgen Sie dafür, daß sich das Kind dreimal am Tage die Zähne gründlich putzt, vor allem nach jeder Mahlzeit, zu der auch die erlaubten Süßigkeiten verzehrt wurden. Bieten Sie dem Kind für Zwischenmahlzeiten möglichst „harte" Kost in Form von Vollkornbrot, Frischobst und Frischgemüse an. Geben Sie dem Kind keine süßen Erfrischungsgetränke, sondern Milch und Milchmixgetränke, Gemüsesäfte oder Tee mit Zitrone (wenig Zucker). Süßigkeiten als „Betthupfer" vor dem Schlafengehen sollte man nicht zulassen, allenfalls als Ausnahme und dann nur mit anschließendem nochmaligen Zähneputzen.

Belohnen Sie das Kind nicht mit Süßigkeiten, sondern machen Sie ihm eine andere Freude Das gilt auch für alle kleinen Geschenke und Mitbringsel durch Besuch, Verwandte und Bekannte.

Ist ein zunehmender Verzicht des Kindes auf Süßigkeiten nicht erreichbar, dann versuchen Sie, den Verzehr auf dreimal in der Woche zu konzentrieren, und geben Sie ihm davon so viel, daß damit ein gewisser Sättigungsgrad erreicht wird. Sorgen Sie aber in jedem Fall für gründliches Zähneputzen unmittelbar nach der Süßigkeitsaufnahme.

H.-A. Ketz

L. Aust

Der Energieumsatz des Menschen. Teil 2

Ernährungsforschung **33** (1988) Nr. 2, 25–26

Als weitere Teile des Energieumsatzes wird die durch Nahrung, körperliche Aktivität sowie Kälte bedingte Umsatzsteigerung diskutiert Der nahrungsbedingte Energieumsatz hängt von den Nährstoffen sowie von den Stoffwechselwegen ab, die durchlaufen werden Die Steigerungsraten bei körperlicher Aktivität hängen vom Schweregrad ab Kältestreß führt zu einem Anstieg des Energieumsatzes und setzt Mechanismen der Wärmeregulation in Gang. Hauptfaktor bei der Regulation des Energiegleichgewichtes ist die Kontrolle der Energiezufuhr Ein Energieungleichgewicht kann aber auch durch Veränderungen im energetischen Wirkungsgrad des Basalstoffwechsels sowie durch das Unvermögen, einen Mehrverzehr durch zusätzliche Wärmebildung auszugleichen, bedingt sein Fettsüchtige nutzen bei andauernder Reduktionskost überwiegend ihre Fettdepots als Energiequelle Die Anorexia nervosa ist ein auf psychische Ursachen zurückzuführender Appetitmangel Sie geht bei krankhaftem Streben nach Schlankheit leicht in eine Bulimia nervosa über

L. Aust

Energy metabolism in man. Part 2

Ernährungsforschung **33** (1988) No. 2, 25–26

As further parts of energy exchange its increase by food, physical activity or cold is discussed. The increase of energy exchange induced by food depends on the nutrients as well as on the metabolic pathways which are passed. The increase rate due to physical activity depends on its intensity Cold stress leads to an increase in energy exchange and induces the mechanisms of thermoregulation The main factor in the regulation of energy balance is the control of energy intake However, an energy disbalance can be also caused by changes in the efficiency of energy utilization of the basal metabolism as well as by the inability to compensate for the higher intake by heat production Obese patients predominantly use their fatty depots as an energy source when they are on a reduction diet for a longer period Anorexia nervosa is considered to be a lack of appetite put down to psychological causes. It can easily turn into Bulimia nervosa when striving for slimness has reached almost pathological proportions.

W. Reuter u. W. Ulbricht

Einfluß einer stationären Gewichtsreduktion auf Fettzellparameter bei Adipositas

Ernährungsforschung **33** (1988) Nr. 2, 26–27

Im subkutanen Fettgewebe von 27 adipösen Patienten wurden vor und nach einer stationären Gewichtsreduktion Fettzellparameter ermittelt Als Vergleich dienten 47 Normalprobanden. Unter stationärer Gewichtsreduktion nahm das Fettzellvolumen signifikant ab, während die Adipozytenzahl konstant blieb. Die Einteilung der Adipositas könnte in eine hypertrophische und eine hypertrophisch-hyperzelluläre Form erfolgen. Eine Indikation zur Bestimmung des Adipozytenvolumens bei adipösen Patienten ohne metabolische Risikofaktoren erscheint sinnvoll.

W. Reuter and W. Ulbricht

Influence of weight reduction in hospital on fatty cell parameters in obese patients

Ernährungsforschung **33** (1988) No. 2, 26–27

Fatty cell parameters of the subcutaneous fatty tissue were determined in 27 obese patients before weight reduction in hospital and afterwards. 47 normal-weight persons were investigated in order to compare the results. Under weight reduction in hospital the fatty cell volume was significantly decreased, whereas the number of adipocytes remained constant A classification of obesity into a hypertrophic and a hypertrophic-hypercellular form can be made. The indication to determine the volume of adipocytes in obese patients without metabolic risk factor seems to be useful

H. Jeroch

Einfluß der Fütterung auf die Schlachtkörper- und Fleischqualität von Broilern

Ernährungsforschung **33** (1988) Nr. 2, 28–30

Broilerfleisch zählt zu den fettarmen Geflügelfleischarten. Der Fettgehalt der Schlachtkörper nimmt jedoch seit Jahrzehnten ständig zu. Ursache dafür ist vornehmlich die Selektion nach dem Leistungsparameter „Zuwachs" Die Selektion auf hohe Zunahmen hat auch die Futteraufnahmeleistung erhöht. Die verfütterten Nährstoffmengen übersteigen den Bedarf Abhilfe können zum einen eine bessere Fütterung mit ausgewogenem Protein- und Energieverzehr und zum anderen die Selektion von Broilern gegen den Fettansatz schaffen Außerdem sollte das Selektionsmerkmal „Futteraufwand" in den Zuchtprogrammen stärker berücksichtigt werden.

H. Jeroch

Influence of feeding on the quality of carcass and meat of chicken

Ernährungsforschung **33** (1988) No. 2, 28–30

Chicken belongs to that kind of poultry meat which is characterized by a low fat content However, the fat content of the carcasses has been increasing for decades. The cause is considered to be the selection based on the performance characteristic "growth" The selection aimed at high growth rates has also caused an increase in food intake performance The nutrient quantity given with the feed exceeds the need in nutrients. To solve this problem better feeding with balanced protein and energy intake as well as the selection of chicken with the aim to breed chicken with lower fat content are under discussion Additionally, the selection characteristic "feed expenditure" has to be more carefully taken into account when drawing up breeding programmes

D. Schilling
Erfahrungen des Lebensmittelhandels im Prozeß der Ernährungsberatung
Ernährungsforschung **33** (1988) Nr. 2, 30–32
Aus Gesprächen und Beobachtungen in Diätfachverkaufsstellen lassen sich folgende Kundenerwartungen ableiten: ein stabiles Angebot in der gesamten Feinstruktur, neue Lösungen für die individuellen Probleme, Produktinformationen und -beratung sowie flüssige Abfertigung. Das entscheidende Merkmal der Verkaufskultur sind die persönliche Bedienung und Beratung entsprechend den Wünschen und Interessen der Kunden. Neben der versorgungspolitischen Schulung und der warenkundlichen Weiterbildung ist das Verkaufstraining eine wesentliche Form der Qualifizierung im Diäthandel tätiger Mitarbeiter.

D. Schilling
Experience obtained by the food trade in the course of nutrition advice
Ernährungsforschung **33** (1988) No. 2, 30–32
Based on talks and observations made in specialized dietary food shops the following consumer expectations can be traced: a stable supply within the whole range of products, new approaches to resolve individual problems, product information and advice as well as rapid service. Individual service and advice according to the requests and interests of the customer are considered to be the decisive factor characterizing the standard of sales service. As well as qualification in the field of supply policy and material science also sales training is an important kind of further education for those people who are involved in the dietary food trade.

H. Haenel
Fast Foods — Tendenzen in der internationalen Schnellgastronomie
Ernährungsforschung **33** (1988) Nr. 2, 32–34
Unter Fast Foods (FF) wird die kleine, schnelle, meist warme Mahlzeit, vorzugsweise im Rahmen einer industriell produzierenden speziellen Gastronomie verstanden. FF dienen zunehmend nicht nur als Zwischen-, sondern auch als Hauptmahlzeit. Sie sind Ausdruck eines sich wandelnden Ernährungsverhaltens und eine Alternative zur konventionellen Speisengastronomie sowie zum häuslichen und Betriebsküchenessen. Zunächst auf Kinder und Jugendliche, Uniformität und begrenztes Sortiment ausgerichtet, orientiert sich das FF-Konzept zunehmend auf vielfältigere Zielgruppen, Angebotsvarianten und Betriebssysteme. Auch für gestiegenes Gesundheitsbewußtsein ist die kleine, bekömmliche, vitaminreiche, der Figur dienliche „Mahlzeit" traditionellen Gerichten gleichwertig.

H. Haenel
Fast Foods — trends within international fast food catering
Ernährungsforschung **33** (1988) No. 2, 32–34
Fast foods (FF) are small, quickly prepared and served and mostly hot meals produced on an industrial scale. FF serve in an increasing degree not only as snacks but also as main meals. They are the result of changes in nutrition behaviour, they are an alternative to conventional catering or to eating at home or in the canteen. In the beginning, the FF-conception with its uniformity and very small variety was orientated towards children and adolescents. Today within the FF-conception variants aimed at a wider range of target-groups, or the application of new operation systems gain in importance. Taking into account increased health consciousness the small easily digestible "meal" which is rich in vitamins and helps to control body weight is considered to be equivalent to traditional dishes.

E. Hielscher
Qualifizierung der Leitungstätigkeit durch den Einsatz von Computern im Bereich der Gemeinschaftsverpflegung
Ernährungsforschung **33** (1988) Nr. 2, 34–35
Es wird über Möglichkeiten und erste Erfahrungen bei der Nachnutzung von Computerprogrammen der Handelshochschule Leipzig in Versorgungseinrichtungen der gesellschaftlichen Speisenwirtschaft berichtet. Es handelt sich um die Programme Warenrechnung, Lagerrechnung und Kalkulationsrechnung, deren Inhalte und Vorteile im einzelnen angeführt werden. Hinweise zur Datenverwaltung und Textverarbeitung sollen noch folgen.

E. Hielscher
Management improvement by the application of computers for large-scale catering
Ernährungsforschung **33** (1988) No. 2, 34–35
First experiences gained in the course of utilization of computer programmes worked out at the Handelshochschule Leipzig for supply organizations of large-scale catering and the range of use are reported. The content and advantages of programmed calculation of goods are discussed in detail as well as calculation of storage and cost accounting. Recommendations for data management and text processing are to follow.

Inhaltsverzeichnis

Contents

Der Energieumsatz des Menschen (Thermogenese)

L. Aust

Text zur 4. Umschlagseite

Durch die biologische Oxydation und die Bildung von Adenosintriphosphat ist der menschliche Organismus in der Lage, die Energie der Nährstoffe in Wärmeenergie zu überführen. Diesen Prozeß bezeichnet man als „Thermogenese".
Hierzu gehören die obligatorische Thermogenese, die den für die Erhaltung der Lebensfunktionen notwendigen Energieumsatz umfaßt. Dieser besteht aus dem Grundumsatz und der postprandialen Thermogenese.
Der Grundumsatz umfaßt den Energieumsatz zur Gewährleistung des zellulären Ionengleichgewichts, für die Synthese von Proteinen und anderen körpereigenen Stoffen, für die notwendigen Muskelkontraktionen, für sekretorische und absorptive Prozesse sowie für die Vielfalt des Zwischenstoffwechsels. Als postprandiale Thermogenese wird der Anstieg des Energieumsatzes nach der Nahrungsaufnahme bezeichnet. Hierbei unterscheidet man einen obligatorischen Anteil, der den Energieumsatz infolge der Verdauung, Resorption und Speicherung der Nährstoffe umfaßt, und einen regulatorischen Anteil, der infolge der zentralnervösen Stimulierung des Energieumsatzes in Abhängigkeit von der individuellen hormonellen Regulation zu berücksichtigen ist. Die fakultative Thermogenese umfaßt den Teil der Thermogenese, der vom Willen des Menschen sowie von speziellen Umweltbedingungen abhängig ist. Hierzu gehören der Energieumsatz für physische Aktivität, der je nach Höhe der körperlichen Belastung bis auf das Zehn- bis Fünfzehnfache des Grundumsatzes ansteigen kann, sowie die kälteinduzierte und die nahrungsinduzierte Thermogenese, die einen Anstieg des Energieumsatzes infolge Adaptation an Überernährung mit einschließt.

Der Energieumsatz des Menschen ("Thermogenese")

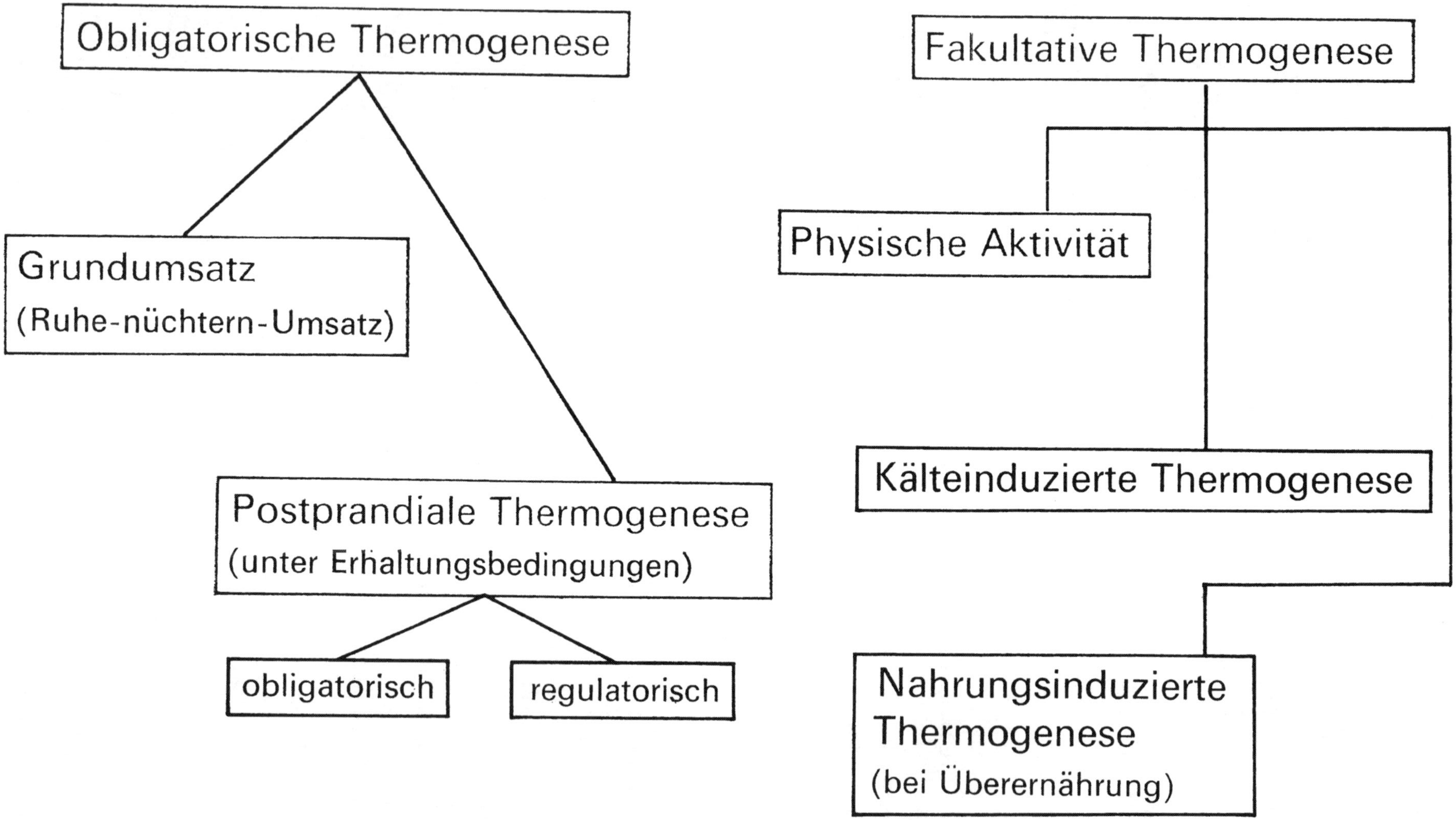

Nach J. HIMS-HAGEN, E. JEQIER

FSC
www.fsc.org
MIX
Papier | Fördert gute Waldnutzung
FSC® C083411

Kolibri 360 GmbH
Ferdinand-Jühlke-Straße 7
99095 Erfurt, Deutschland
produktsicherheit@kolibri360.de